研修医, プライマリ・ケア医のための

家族面接入門

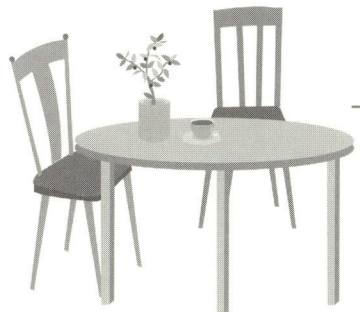

市山 康暢 著
ICHIYAMA YASUNOBU

金剛出版

『家族面接入門』刊行に寄せて

　今回，市山康暢先生の手になる『家族面接入門』が金剛出版から刊行の運びとなりました。この小著は，佐賀の地でコツコツと現場の総合診療に携わってこられた市山康暢先生が，一人の医師として，患者さんやその家族の方々とのさまざまの出会いに触発され，その過程で育まれた医療コミュニケーションについての思いが結実したものといえましょう。忙しい臨床の合間にこのような好著を単独で上梓された強靭な意志に驚くとともに心から敬意を表したいと思います。また，臨床医の手によって臨床医のために書かれたこの入門書が昨今の医療コミュニケーション論に一石を投じるであろうことを想像すると，本書を手にされた読者の反応を早く聞いてみたいとの気持ちが湧いてきます。

　近年，医療現場におけるコミュニケーションのあり方を問う声は，医療の受け手だけでなく，医療の担い手からも高まりつつあり，解説書・教則本・マニュアル類も決して少なくありません。しかし，本書がユニークなのは，若い臨床医が自身の体験を振り返り，自問自答するなかで会得したコミュニケーションの本質に迫る深い洞察に裏づけられていることです。本書が，単に，評価の定まった理論や教科書の紹介・梗概ではないのはもちろんですが，心理カウンセリングの先達から学びつつも，あくまでも著者が自分で納得できるまで考え抜いて執筆された文字通りオリジナルの著作ということができます。類書に見られない臨場感にあふれているのも故なしとしません。

　デカルト以来，欧米流の思考は，あくまでも世界に立ち向かう自立した「主体」を理想とする近代的人間観から出発しているため，伝統的な心理学理論も「個」の視点に立脚する傾向が強く，主－客の相互関係性や相対主義が本格的に見直されるようになったのは，ベイトソンやレヴィストロースを先駆者とする文化人類学や構造主義が登場して以降のことといえます。著者は，家族との

コミュニケーションの重要性を説く中で，随所でこの新しい知的潮流に言及していますが，家族の意向を無視してはことが運ばないわが国の医療現場の風土を理解する上でもまた，家族療法の基盤となる考え方としても，従来の解説書に欠けていた有用な視点であると思われます。その意味でも，本書は，集団主義（conformism）の伝統の強いわが国の現実を出発点として執筆されており，私たち日本人にとって"しっくりいく"著述となっています。

本書の構成にもさまざまの工夫がみられます。

「第1章：家族との対話の必要性」では，家族との対応におけるさまざまの問題が，著者自身が家族療法と出会った経緯と重ね合わせて紹介され，知らず知らずのうちにコミュニケーション論の世界に誘われます。特に，近年，関心の高まっている高齢者の介護や終末期医療における家族の役割，医療訴訟リスクと家族への対応についての場面が積極的に取り上げられています。「第2章：コミュニケーションの前に」では，ダブルバインド理論で有名な20世紀の"知の巨人"グレゴリー・ベイトソンの世界や構造主義思想が取り上げられ，「第3章：コミュニケーションについての理論」で，非言語的コミュニケーションやコンテクスト，テクストとディスコース，パラドックス等のキーワードを軸にコミュニケーション理論の概要が紹介されます。

実践編ともいうべき「第4章：家族とのコミュニケーション技術」では，「joining」のための3つのコミュニケーション技法が紹介されていますが，ここでのキーワードは"相手に合わせる"です。「第5章：面接の障壁」では，ありきたりのコミュニケーション技法が何故うまくいかないか，「第6章：どのようにコミュニケーション技術を身につけていくか」では，コミュニケーションについての経験をどのように蓄積してゆくかが解説されています。「第7章：コミュニケーションの先にあるもの」では，多くのコミュニケーション入門書に見られがちな表層的な解説への苦言とともに，ヒューマン・コミュニケーションの先に見えてくる著者の人間観が述べられています。

一方，本書の後半第8〜10章に紹介されている事例は実用書としての本書の面目躍如たるところです。3章に分けて20例余りの事例が紹介されていま

す。いずれも著者が直接見聞きし，あるいは直接体験した事例が下敷きになっていますが，臨床医なら一度ならず直面したことのある状況が描写されていて，自然な会話の流れに思わず家族面接の現場にいる錯覚にさえ陥るほどです。

　理論から入るのが苦手な人は，まず，この事例のいくつかに目を通した上で必要に応じて前半の解説を熟読する，という読み方も可能と思われます。

　本書は，著者渾身の力作ですが，医療者側が力みすぎることを戒め，本格的な心理カウンセリングや精神療法についてはカウンセラーや精神科医に任せるべきことを強調するなど，いかにも控え目な著者の人柄が偲ばれ，安心して本書を読みすすめることができます。

　この書を，診療の現場で患者・家族とのコミュニケーションに課題を感じておられる医療職の皆さんにとっての実用的入門書としてだけでなく，医療コミュニケーション論を医学生や看護学生，あるいは研修医に指導する立場にある先生方にも実用的な教材として使っていただきたいと思います。

2010年3月31日
小泉　俊三
佐賀大学医学部附属病院総合診療部教授

はじめに

　まずは私事で恐縮なのですが，家族とのコミュニケーションが非常に苦手でした。「患者さん本人だけを相手にして，家族と話す必要がないのならもっとスムーズに話ができるのに」と何度思ったことか分かりません。それに加え日常の診療そのものよりもむしろ家族と話をしないといけないことにストレスを感じることも多々ありました。

　医療でのコミュニケーションについての書籍は数多く出版されていますが，家族とのコミュニケーションをとる上での独特のジレンマや，何とかしたいと思うことについて，指針を示しているものは見つけることができませんでした。

　一方で，専門的なカウンセリングや精神科，心療内科などの文献では，たしかに内容としてはすばらしく，家族とのコミュニケーションについて詳しく書かれてはいるのですが，精神科疾患の臨床経験を積んでいないと理解するのに難しいものや，そのままの内容では，私たちが日常臨床で実践しにくいものでした。

　専門書から日常臨床に取り入れる試みをおこなう上で，2つの大きな壁がありました。1つはそういった専門書では症例として扱われているのが「精神」疾患の患者さんとその家族であるのに対し，私たちの臨床では「身体」疾患の患者さんとその家族が対象となることです。疾患について違いがあるにも関わらず，私たちの日常診療に取り入れるにはどのようにすればよいかという指針がなく，大変苦労しました。そして，もう1つは，専門書では通常，患者さんや家族が「問題」を持ち込んで，医療者が解決するという構図で面接がすすめられています。ところが私が何とかしたいと思った状況は，むしろ医療者側が，家族とストレスなくコミュニケーションをとりたいという「問題」を持っており，それを解決すべき者も医療者であるということです。これはカウンセ

リングにあてはめれば，クライアントとセラピストがともに同一人物であるということになります。このような視点で問題を取り扱った解説書がなく，視点の転換についても苦労をしました。

　このような経験から，研修医を始めとする一般臨床医が実際に日常診療で遭遇するような場面で，できるだけ臨床に取り入れやすく，実践しやすくというねらいでこの本を書きました。もう1つ，私自身は家族とのコミュニケーションについてはまだまだ発展途上のレベルであると自覚しています。本来であればプロ中のプロが，こういった本を書くものだと思います。しかし，あえて現在の状況で書いたのは，まだ初学者の気持ちを忘れずにいる今だからこそ気づくことがあるのではないか，また，面接技術を身につける過程で感じた困難を，まだ鮮明に覚えているうちに書くことにも意義があるのではと思ったからです。

　というわけで，内容的には不備があったりするかと思いますので，ご指摘いただけたらと思います。

目　　次

『家族面接入門』刊行に寄せて　3
はじめに　7

第1章　家族との対話の必要性 ……………………………… 15

家族との対話以前（個人的経験）　15
この本での目標　17
複数との面接の特殊性（個人との面接と複数との面接の違い）　18
訴訟のきっかけが周囲の意見から起こりうる　20
家族の力をフル活用することができるようになる　22
患者さんだけでなく，家族への心理的配慮を　23
医者としての付加価値　24
医療従事者の心的負担軽減にも期待できる　25

第2章　コミュニケーションの前に ……………………… 27

枠組み＝フレームとは？　27
客観的，科学的という幻想　30
客観的，科学的の枠組みが絶対でなくなると　33
自律的主体という幻想　34
頭の中では「臨床医学の面接」と「関係をつくるための面接」に分ける　37
中立性（メタポジション）は存在しない＝自分のことは自分で分からない　37
問題は問題として語るから問題であるという考え　38

第3章　コミュニケーションについての理論 ………… 41

　　　　　　言語コミュニケーションと非言語的コミュニケーション　41
　　　　　　　　　　　　　　　　対称的関係と相補的関係　43
　　　　　　　　　　　　　　　コンテンツとコンテクスト　45
　　　　　　　　　　　　　　　　　言葉，質問，理解　47
　　　　　　　　　　　　　　　　システムという視点　51
　　　　　　　　　　　困った状況に対しては「変化」を導く　53
　　　　　　　　　　　　　　　　　　パラドックス　54

第4章　家族とのコミュニケーション技術 ………… 55

　　　　　　家族とのコミュニケーションがうまくいく3つの方法　55
　　　　　　　　　　　　自分の置かれている状況について考えておく　56
　　　　　　　　　　　　　　　　　　出会い，自己紹介　57
　　　　　　　　　　　　　　相手のムードや雰囲気に合わせること　58
　　　　　　　　　　　　　　　相手の話の内容に合わせること　59
　　　　　　　　　　　　　　　　　　傾聴，共感について　63
　　　　　　　　　　　　　　　　　相手のルールに合わせること　66
　　　　　　　　関係づくり（ジョイニング）がうまくいっているかどうか　68
　　　　　　　　　　　　　　　　　　　仮説設定について　69
　　　　　　　　　　　　　　　　　　　　流れにまかせる　72
　　　　　　　　　　　　　　　　　　　合わせる，合わせない　72
　　　　　　　　面接の展開はできるだけさまざまな可能性を予測しておく　73
　　　　　　　　　　　　　　　　家族以外の集団との対話の仕方　74
　　　　　　　　　　　　　　　　　心理学的tipsのつけくわえ　75

第5章　面接の障壁 …………………………………… 81

　　　　　　　オープンクエスチョンで面接を始める　*81*
　　　患者さんが十分納得できるように病状をきちんと説明すべきである　*83*
　　　患者さんが安心して何でも話せるようにしなければならない　*84*
　　　　　　　　　　　　　　あくなき原因の追究　*85*
　　　　　　　　　　　　　　指示することの難しさ　*86*
　　　　　　　　　　　　よくあるパターナリズム批判　*87*
　　　　　　　　　　　　　　　思いやり，やさしさ　*88*

第6章　どのようにコミュニケーション技術を
　　　　　　　　　　　身につけていくか………… 89

　　　　　　　　　　　　相手の言葉をオウム返し　*90*
　　　　　うまくいってるところを見つけて焦点をあてる　*92*
　　　　　　　　　　　　　　過去の成功を発掘する　*94*
　　　　　　　　　　　どうなりたいかに焦点をあてる　*94*
　　　　　　　　　　　　　　悪循環という考え方　*96*
　　　　　　　　　　コンプリメント（賞賛）とねぎらい　*97*
　　　　　　　　　　　　　　　ノーマライゼーション　*98*
　　　　　あてずっぽうでも，「不安」に焦点をあててみる　*99*
　　　　　　　　　　　うまくいかない時にどうするか　*99*

第7章　コミュニケーションの先にあるもの ……………… 105

　　　　　　　　　　　　　　　混沌に耐えられるか　*105*
　　　　　　　　　　　　首尾一貫性のなさに耐えられるか　*106*

　　　　　　頼るものがないことに耐えられるか　106
　　　　　　ものの見方を変えることに耐えられるか　107
　　　　　　反省ではなく，自分が変化することに耐えられるか　107
　　　　　　対話は何かを生み出すのか？　107

第8章　家族面接──症例編1 …………………………… 111

　　　　　　近くの家族より遠くの親類？　111
　　　　　　苦言を歓迎　112
　　　　　　問題の決定権は誰が持つ？　113
　　　　　　敵の味方は敵　115
　　　　　　おこりっぽかったり，わがままだったり　117
　　　　　　失敗（その1）　118
　　　　　　失敗（その2）　118
　　　　　　予想してみる　119
　　　　　　犬猿の仲　120
　　　　　　認知症と家族　121
　　　　　　腰痛は誰のせい　122
　　　　　　いつもうまくいくとは限らない　123
　　　　　　共感を急ぎすぎるべからず（その1）　124
　　　　　　共感を急ぎすぎるべからず（その2）　124
　　　　　　家族との初回面接　125

第9章　家族面接──症例編2 …………………………… 129

　　　　　　認知症やせん妄で問題とされた患者さんとその家族　129
　　　　　　問題の窓口を間違えた場合　134

目　次

　　　医療サイドと家族の中のキーパーソンが一致しない場合　*138*
　　　遠くの親類が来た場合　*141*
　　　家族の中で意見が食い違う場合　*144*
　　　要求の多い患者さん，家族　*147*

第10章　家族面接──症例編3 ……………………………… *150*

　　　あとがき　*161*
　　　文　献　*165*
　　　著者略歴　*167*

第1章
家族との対話の必要性

家族との対話以前（個人的経験）

　世の中を見回すと，コミュニケーションについての重要性というものが頻繁に取り上げられています。客と店員のコミュニケーション，上司と部下のコミュニケーション，教師と親とのコミュニケーション，親子のコミュニケーションなど，挙げたらきりがありません。医療でのコミュニケーション技術は今では1つの基本的臨床技能として認知されていますし，コミュニケーションがうまくいけば臨床現場での対応能力の向上も見込めます。もちろん医療でのコミュニケーションが重要であることは言うまでもないことですが，重要であることは分かっていても，では，何をどうすればよいのか，そもそもうまいコミュニケーションとはどういうものかという疑問が出てきます。

　私の場合，本当に医療でのコミュニケーションの重要性を感じたのは，研修医時代が終わってだいぶ時間が経ってからでした。

　指導医のつかない状態で，一人で診療をするようになり，外来や入院でさまざまな患者さんを診ているうちに病態生理的にうまく説明のつかないような患者さんに頻繁にでくわすようになりました。

　そういった患者さんを，検査して異常がなければ「はい，異常はないから大丈夫ですよ」と済ませてしまうパターンになってしまい，何かうまく説明のつかない症状に対しては「心配ないです。精神的なものでしょう」と説明して診

察を終了していました。しかしそういう診療では，なかなか納得してもらえないという経験をたびたびするようになり，考えを改めなければという考えが少しずつですが出てきました。それでも初めのうちは「本当」の病気を発見することが医者の役割だから，病気がなければ後のことは関係ないという態度で診療を続けていました。患者さんには「ストレスでしょう」とか，「精神的なものかもしれません」と言ってお茶を濁していました。しかし，そういった診療を続けるうちに，こんな診療を続けていてよいのだろうかという疑問がふたたびわいてきて，その後数年間，解決方法も見つからず何となくもやもやしている状況が続きました。

　それとはまた別の経験として，ごく軽症の病気でも，それを思い悩んでしまって日ごろの生活にまで悪い影響がでてしまう患者さんがいるかと思えば，逆に重い病気でも，それを受け入れて前向きに生きていて，思わずこちらの頭が下がる思いのする患者さんがいたりということがありました。その差はどこから出てくるのか，ただ単に心気症やうつ状態として片づけるには単純すぎるような気がしていました。しかし，結局はそこから先へは思考は進まず，疑問だけが膨らんでいきました。また一方で，接するのが難しい患者さんや家族がストレスになり，何とかうまい方法はないものかといろいろ模索するようになりました。私の場合，コミュニケーションを勉強する強力な動機は，コミュニケーション上の自分自身のストレスを軽減するのが出発点だったように思います。そうすればもっと，実際の診療に集中できると思っていたからです。

　はじめは医療についてのコミュニケーションの書籍をあたっていましたが，自分の求めているものになかなかあたらず，ビジネス書や，カウンセリングの本などを読み漁るようになりました。その中で家族療法というものにたまたま出会いました。最初はその名前からして違和感をおぼえました。普通ナントカ療法といえば，インスリン療法，インターフェロン療法などですが，家族療法という名称を初めて目にした時には，何か得体の知れないもののように感じました。

　精神分析の本もいくつか読みましたが，精神分析であれば，内科としての診

療をしながら身につけるということは時間的におそらく不可能かと思います。本格的に勉強されている精神科医でも数年かかるでしょうし，教育分析という，教えてもらっている時に精神分析を受けないといけないという制約などもあるそうです。

　診療に家族療法からの方法論を取り入れるようになると，家族と対話をすることに対するストレスは以前より軽くなりました。それに加え，家族との対話以外でも対応が難しそうな相手に対しても何とか対応できる場面が増えたと思います。しかしよく考えれば，コミュニケーションという視点からいろいろと探していけば，家族療法に突きあたるのは必然だったのかもしれません。これまで，コミュニケーションという言葉を漠然と使っていますが，人と人との相互作用そのものを中心に考えているのが家族療法であるし，相互作用そのものはつまりコミュニケーションだからです。

　余談ですが，家族療法と対比して，精神分析は人と人ではなく人そのもの，人の中にある病気の原因に焦点をあてていると見ることができます。さらに余談ですが，今では本格的なカウンセリングに関しては，プライマリ・ケア医が素人のカウンセラーとして話をするより，本職のカウンセラーや精神科医，心療内科医にまかせたほうがよいのではという考えを持っています。

この本での目標

　はじめに，この本では患者さんだけでなく家族との良好な関係をつくることを第一の目標としています。とは言ってもかたい信頼関係や，絶対この先生（医者）でなければだめだという関係ではありません。その理由は，また後述しますが医者が患者さんや家族を助けてあげる，つまり医者に依存する関係ではなく，家族が自分たちで問題を乗り越えられるように横から少し手助けをする立場を目指します。

　「まぁ，この医者に診せてもいいかな」くらいに思われる関係であり，無難

に力を抜いて家族と話し合える関係を目標とします。では，実際にどうすればよいのか。その前にどのような場面で（理由で）家族との対話が必要となってきたのか，しかも重要視されるべきなのかを見ていきたいと思います。

複数との面接の特殊性（個人との面接と複数との面接の違い）

患者さんとのコミュニケーションは決して苦手ではないが，家族と話をすることとなると苦手意識を持っていたり，苦手とまではいかなくても何となくやりにくさを感じている方も多いと思います。家族が大勢集まった前で話をする時には独特の緊張感や，初めて話をする家族のメンバーがどういう反応をするかなど，患者さんとのやりとりとは違った予測のしにくさなどがあります。最近では医療でのコミュニケーションの重要性が注目されており，多くの書籍が出版されていますが，その中では患者さんと医療従事者との1対1のコミュニケーションが想定されています。それらの本の中で解説されている方法では，家族などの複数との対話ではうまくいかなかったり，何となくギクシャクしてしまったりということがよく起こります。実際，患者さんとの関係がうまくいっていると思っていても，家族から思わぬ苦情がきたり，家族の中で意見がバラバラであったりとこちらが戸惑ってしまうようなこともよくあります。治療方針について患者さんとの話では決定していても，家族の中に反対する方がいれば説得をしないといけない，患者さんと医療従事者との関係が，家族の意見でうまくいかなくなってしまった，という経験がある方もいるかもしれません。そういう時には余計に家族との面接がわずらわしく感じると思います。しかし，もし治療方針について患者さんとだけ話をして，家族と話をしていなければ，家族から治療決定について待ったがかかったり，さらに治療がうまくいかなければ，家族から苦情がきたりすることも十分考えられます。特に患者さん側の意思決定が重要視される中では，家族の存在が無視できなくなっています。

第1章　家族との対話の必要性

具体的にどのような場面があるか見ていきたいと思います。

■患者さんが高齢の場合

　ある高齢患者さんが入院してきた。ひっきりなしにナースコールを押し，そのたびごとにトイレへ行きたいと訴える。しかし，ベッド上安静の指示がでており，トイレもついさっき尿器に排尿したばかりである。そういうことを何回か繰り返しているうちに，つい，ナースコールにでるのが少しおそくなった。患者さんのところへ行ってみるとちょうど家族が見舞いに来ており，ナースコールにでるのが遅いこと，トイレに行きたいと本人が希望しているのにほったらかしにされていることについて，クレームが出た。

　上のような例の場合，医療者側が患者さんの家族へ「ついさっき排尿したばかりだし，しかも尿がたまってない時もナースコールを頻繁に押してトイレに行きたいと言う」ことを説明したとしても，「なるほど，そうですか」とすんなり納得してもらえるとは限らないですし，むしろ納得してもらえないことのほうが多いように思います。その結果，医療者側は「分かっていない家族」というレッテルを貼り，家族は「何もしてくれない病院」というレッテルを貼り，お互いの関係はギクシャクしたものとなります。そうしたことが積み重なれば深刻な，困った事態を引き起こすことになりかねません。

■リスクの高い医療行為の説明の場面で

　検診で偶然，肺がんが見つかった患者さん。長年の糖尿病と，3年前に冠動脈バイパス術をおこなったことがあり，手術のリスクが高い。本人は以前手術した時にもう二度とこんなつらい思いはしたくないと思ったという理由で手術を拒否。一方家族は，完治する可能性があるなら絶対手術を受けさせたいとのこと。両者の意見はなかなかまとまらず，平行線をたどった。

　このような場合，結局は家族の意向で方針が決まることが多いように思います。逆に，医療を受けるのはあくまで患者さん本人だからと家族の意向を無視した場合，患者さんが亡くなった後問題になる可能性があり，医療者側がジレ

ンマに陥ることが多いように思います。

■終末期医療の場面での家族説明
　数カ月前から体重減少があり，精査のため紹介された患者さん。すい臓がんの末期であり発見された時には手の施しようがない状態であった。背部痛が出現し，徐々にペインコントロールが困難となったため，自宅ですごすのも危うくなってきた。本人へ告知して緩和ケア病棟への入院を希望する家族と，本人へ告知するのにはあくまで反対という家族で意見が分かれ，今後の方針について家族の中でなかなか意見が一致しなかった。

■介護問題と家族
　心不全で入院した高齢で独居の患者さん。治療により入院後の経過もよく，入院前とほぼ同じくらいの状況まで回復した。もともと足腰もそんなに強い方ではなく，今までも何とかやっと一人暮らしをしていたというレベル。退院の話をすすめようとしたが，遠方から家族が大勢押しかけ，一人暮らしだから心配，病院にいたほうが何かあった時に安心できるので，無理やり退院させないでほしいと要望あり。退院に向けて話をすすめることができない。

訴訟のきっかけが周囲の意見から起こりうる

　家族を含めた患者さんの周囲との関係が良好でないと，訴訟などの危険も高くなる可能性があります。弁護士の井上[9]によると，

　　特に注意したいのは，「患者さん本人だけならばトラブルはめったに起きない」ということです。筆者の経験から言えば，大部分のトラブルは，大きな声では言えませんが「患者さんの周りの人間が揺り動かしているケース」が本当に多いのです。
　　もともと，自分の意向がしっかりしている人であればトラブルになったり，医師に変に八つ当たりしたりしません。ところがトラブルになる患者さんの周りには「あちらに言えばあちらと言う」「こちらに言えばこちらと言う」，

第1章　家族との対話の必要性

そういう人間が少なからずいるのです。
　医師としては「なぜこの患者さんに文句を言われるのだろう？」と思っているうちに，内容証明郵便が来たりします。患者さんの周りの人間が騒いでいるわけです。
　したがって，いくら「患者さん中心の医療を」といって，患者さん相手だけに実践しても，実は「家族にもちゃんと話しておかないと医療過誤になってしまう」のです。(pp.102-103)

というように，家族との対話はトラブル回避の面からも欠くことができなくなっていると思われます。
　高齢患者さんの家族とのトラブルについて，下坂[16)]は，

　　高齢化社会のかかえる問題に対しても家族療法家は無関心ではあり得ない。加藤一晃，三須秀亮，川久保芳彦らは，老年入院患者の家族の問題に取り組んでいる（日本家族研究・家族療法学会第三回，第四回大会，昭和六一年，六二年。）彼らによれば，老年患者の入院をめぐって，患者の扶養者とその同胞との間にしばしば意見の不一致がみられ，その影響が病院にもちこまれ，病院の管理，看護，治療面に支障をきたすことがある。そこで病院としての機能を充分働かせるために入院の際，老年患者の扶養者とその同胞たちに来院させ，親の入院に対しての意見の一致および老年の疾患に対する理解を強化するためにすでに三，四年間にわたって合同面接の経験をつんできたという。この場合，同胞みなが心から入院に同意した場合は，その後，問題はないが，一応合意しないと入院させてくれないという考えから表面的に一致したかのようにみえる家族においては，老年患者が入院後に往々問題を起こしてくる。その問題とは，「治療に口を出す」または「病院に対する不満」などおおむね攻撃的感情の表出によるトラブルである。このトラブルの多くは入院時の合同面接に病院内で起こる種々の可能性について充分説明し，同胞たちもその説明に一応納得しているにもかかわらず，同胞間の不一致に基づく相互の攻撃的な感情を病院に投影，置換し，攻撃的感情として表われるものと考えられるという。この種の合同面接が首尾よく行われた時は，かりに入院患者が亡くなったのちでも，同胞間の抗争がへり，遺族の精神衛生にも役立つという。(pp.107-108)

特に，通常のクレームではなくこちらが当惑するようなクレームが突然起こった場合，家族間の争いまたは意見の不一致があるように思います。ただそこで，医者が「あなたたち家族には意見の不一致があるはずです」と言って対応するのは大間違いです。

このような上で挙げた例は決してめずらしいことではないと思います。こういった状況に対応するため，既存の医療コミュニケーションの方法である程度有効な場合もあります。「相手の気持ちになって」「相手の話をよく聞いて」「傾聴，共感」で乗り越えることができる場合もあるでしょう。しかし，それでも対処できないという場合も少なからず経験します。

そもそも「相手の気持ちになる」「相手の話をよく聞く」「傾聴，共感」とはどういうものでしょうか。どのようにすれば身につくのでしょうか。コミュニケーションの上で非常に大切だとは十分に分かりますが，ここまでつっこんで書いてある本はなかなか見あたりません。家族面接では傾聴や共感を軽視するという意味ではありません。むしろこの本では，この辺のところまで考え方を述べたいと思います。しかし，魔法のような方法論があるわけではないので，あくまでこの本を参考にして自分なりのコミュニケーションのスタイルを研究していただけたらと思います。

家族の力をフル活用することができるようになる

今までは医療従事者の立場から家族と話をすることについての必要性を見てきました。今度は家族の立場から考えてみたいと思います。

家族という集団につきもののライフイベントがあり，それをどう乗り越えるかという課題がともなってきます。たとえば，親の介護が必要となったり，親や，配偶者の死であったり自分の病気であったりと，医療従事者が関わる家族のライフサイクル上の問題があります。こういったライフイベントに対する反応は各々の家族によっても違いますし，同じ家族でも置かれた状況によってそ

の反応が異なってくることは当然予想されます。無関心に見えたり，極度に不安や混乱に陥ったり，将来の見通しがなかなかたたなかったりということがあります。時にはその感情が医療従事者に対してネガティヴな形で向けられることもあります（その場合に関しては上述した通りです）。

　こういったライフイベントを乗り越える時，家族との面接をうまくできるようになれば，家族に余計な心理的負担をかけず，家族をサポートすることができます。

　それだけでなく，家族とよい関係をつくることができて，家族の力を活用できるようになれば最高の治療上のパートナーとなりえます。患者さん本人との相性があまりよくなく，関係がつくりにくい場合でも家族を通して良好な関係をつくることができます。また，患者さん本人への精神的なサポートとして，家族の力はなくてはならないものです。家族の力を活用することで治療効果を上げる可能性もありますし，何より主治医の負担を減らすこともできます。

　医療従事者側のおかげで家族の病気という事態を乗り越えることができたということではなく，あくまで家族が主体で，家族の力でライフイベントを乗り越えた，医療者側はそれをほんの少しお手伝いしたというのが目指すべき形です。そういう意味で完全に家族から依存される関係ではなく，この人（医者）でもいいかなという程度の関係を目指します。

患者さんだけでなく，家族への心理的配慮を

　医療面接や，患者‐医者関係でよく言われるのが，「診断に結びつくような身体的な症状だけでなく，患者さんの心理面にも気を配ること」です。たしかにこのことは重要です。たとえば，何か重大な病気じゃないかと不安で患者さんが受診しても，医療者側がその不安を考慮しなければ「検査する必要もありません。病気ではないです。心配ありません」と冷たくあしらうということになりかねません（しかし，こういうふうな診療をした経験は恥ずかしながら何

度もあります)。そしてその心理的配慮は，家族にも必要です。がんの終末期を迎えている患者さんの家族の不安や，心の動揺のしやすさなどを経験された方は多いと思いますし，それ以外でも患者さんを介護している家族の疲労，慢性疾患患者さんの家族の将来への不安など心理的配慮を要する事態は患者さんと同じだと考えてよいと思います。しかし，患者さん自身へ心理的な配慮をおこなうことができているとは言えない状況では，家族への配慮というのはさらに後回しになっているように思います。

医者としての付加価値

　プライマリ・ケア医に限らず，医者にとってコミュニケーションの技術というのはもっとも基本となる必須能力だと思います。すべての診療行為の基本となりうるような能力です。しかし，それだけ重要な事柄であることに関わらず体系的な教育もなされず，その習得はどちらかといえば本人の努力にゆだねられているように見えます。

　家族とのコミュニケーションを身につける過程は，エコーなどの手技を身につけることと似た面があります。ある程度書籍や指導者から習い，その後は実践を通して上達を目指します。こうやって書いてみると簡単ですが，1つの技として身につけるのには労力を要します。このような本を書いている自分自身でも，人に胸を張って「家族とのコミュニケーションを完全に身につけています」と言う自信はありません。未だ発展途上です。

　しかし，この技術を身につけることができれば，1つの手技としての価値はあると思いますし，医者としての付加価値をつけることができると思います。

　また，コミュニケーションを自分の得意分野，アピールポイントとすることで，もっと技術的に向上しようというモチベーションにもなると思います。

医療従事者の心的負担軽減にも期待できる

　上で挙げたような例に限らず，そして家族に限らず，コミュニケーション上の問題は医療従事者の心的負担となります。コミュニケーション上の問題はともすれば，精神論となってしまう傾向にあり，一人ひとりの心がけを強調することが多いです。また，教育法や方法論自体も確立しているとは言えないため，患者さんへ非常に気を使って腫れ物にさわるように対処するか，もしくはまったくコミュニケーションというものを無視してしまうようになってしまいます。うまくいかない場合も，技術的な問題というより心がけの問題とされてしまい，そのことでより一層，心的負担となるように感じられます。思いやりや共感といったものはもちろん大事ですが，それを強調しすぎれば，医療従事者自身を追い詰めることになります。

　本書では「思いやりを持って」「やさしさを持って」などという常套句はなるべく使用しないようにしました。だからといってすぐに役立つ，技術論が盛りだくさんというわけでもありません。しかし，こうしたほうがうまくいくことが多いというある程度の指針にはなるかと思います。

第2章
コミュニケーションの前に

枠組み＝フレームとは？

　家族とうまくコミュニケーションをとるには，相手を肯定することを目標とします。そのためにまず，本論に入る前に枠組みという考え方について知っていただきたいと思います（具体的な方法については「第4章　家族とのコミュニケーション技術」以降を参照）。ここでいう枠組みとは，私たちがものごとを知覚したり，理解したり，考えたりする場合，常に頭の中で働いているものであり，その知覚したものや，理解の仕方，考えたものを規定するものです。

　私たちは，外界から情報を得る場合，視覚，聴覚，嗅覚，触覚などの感覚器を通してのみ外界を知ることができます。決して，外界の生のデータを直接取り込むことはできません。たとえて言えば，ビデオカメラを通して外界を見ているような状態でしょう。ただしビデオカメラの場合は，意識的にその機械を使用しているため，本物の世界と，ビデオカメラを通して見た世界とは明確に異なるものとして知覚できますし，ビデオカメラでとられたその映像も，現実世界とは異なるものとはっきりと区別して知ることができます。たとえばこれが，夢であった場合，夢の世界と現実とは，これほどはっきりと区別されない場合があります。また，夢を見ている最中であれば，これは夢の世界である，現実とは異なる世界である，ということをはっきりと意識できない場合のほうが圧倒的に多いでしょう。夢からさめた状態では，夢という枠組みでかこまれ

た「夢の内容」と現実世界とは，容易に分けられますが，これをコミュニケーションの領域で考えた場合について人類学者のベイトソン[2]は次のように述べています。

a 心理的フレームには，除外のはたらきがある。一部のメッセージ（ないしは有意の行動）が内に囲われることによって，他のメッセージが外に追いやられる。

b 心理的フレームには，包合のはたらきがある。一部のメッセージが外に追いやられることによって，他のメッセージが内に囲われる。（中略）

c 心理的フレームは，これまで「前提」と呼んできたものと関わっている。額縁は，絵を見る人に，「この内側の模様を見るときと，外側の壁紙の模様をみるときとは違った思考法を用いよ」という暗黙のメッセージを伝えるわけだ。同じことを集合論ふうにいえば，その線がかこっているのは，「共通の前提ないしは相互の連関をもつ単一のクラスのメンバー」ということになる。いずれにせよ，フレーム自体が，知覚と思考の前提システムの一部になっていることに注目したい。（中略）

d 前項のはたらきをする点，フレームのはたらきはメタ・コミュニケーション[筆者注1]的だといえる。フレームを設定する役を果たすすべての（直示的または暗示的な）メッセージは，その事実によって，内側に来るメッセージの解釈のしかたを規定し，あるいはその理解を助けるものである。

e 前項dの逆も成り立つ。メタ・コミュニケーション的，メタ言語的メッセージはすべて，それに包まれて伝えられるメッセージの集合を，直示的，暗示的に規定する。すなわち，メタ・コミュニケーション・レベルのメッセージはすべて心理的フレームを規定する（あるいはそれ自体心理的フレームになる）といってよい。文中の句読点というような，非常に小さなメタ・コミュニケーション・シグナルの場合，これはただちに明らかなところだが，もっとずっと複雑なものも，フレームとしてはたらく点は同じである。たとえばサイコセラピーの現場で，分析医の発する言葉には常時，役割規

筆者注1）メタ・コミュニケーションとは，上位のコミュニケーションという意味で，たとえば人にボールをぶつけた場合，相手を攻撃するメッセージとなるかもしれませんが，笑いながらであれば，さらに上位のメッセージとして，つまりメタ・メッセージとして「これは遊びである」ということを伝えていると考えられます。このようにコミュニケーションの内容を，さらに上位から規定するようなコミュニケーションがメタ・コミュニケーションです。

定のメタ・コミュニケーション・メッセージ〈「わたしは今おまえを治療している」〉がついてまわり，それによって設定されたフレームのなかで交わされるすべてのメッセージの意味が規定されるのである。(pp.270-271)

　たとえば，意識を失って倒れられた患者さんが診察の時，「貧血のようだ」と言ったとします。もし，患者さん自身も医療従事者であれば，診察している医者は言葉通りヘモグロビンの低下を考えるかもしれません。しかし，患者さんが一般の人であれば，同じ貧血というメッセージでも「失神」として考えるかもしれません。この患者さんは貧血という言葉を医学的には間違った枠組みで使用していますが，当の本人は医学的な枠組みのつもりで使用しています。このように同じ貧血というメッセージでも，医学的知識を持っているという枠組みと，医学的知識は持っていないという枠組みで，そのメッセージの規定のされ方を異なるものとして捉えています。
　もう1つ例を挙げれば，医者同士の会話で，明日は通常勤務で忙しいことが分かっていて，昼間あそびに行こうとさそったとします。この場合は，冗談としてメッセージの枠組みを規定することで円滑にコミュニケーションがすすむでしょうが，これが，たとえば一方の医者が休みであると勘違いをしていればお互いの枠組みに不一致が起こることになります。
　話を戻して，まず，家族と良好な関係をつくるには，一言で言ってしまえば相手を肯定すること（相手が肯定されたと感じること）を目標とすると書きました。ここで枠組みという考え方が必要となります。
　相手を肯定するとは，言い換えれば相手の枠組みを肯定することと言えるかもしれません。これは想像以上に難しいことです。全面的に相手を肯定することは不可能に近いかもしれません。それではなぜ，相手の枠組みを肯定することが難しいのでしょうか。それは私たち自身の枠組みや，医者としての枠組みが相手の枠組みとどうしても相容れない場合が出てくるためです。
　まずは，私たちはある一定の枠組みに縛られて生活をしているという，その枠組みを自覚することから始めたいと思います。医療従事者として特に大きな

部分を占める枠組みはEBM（Evidence Based Medicine）という言葉に代表される科学的な根拠を重視するという枠組みではないでしょうか。たしかに科学の探求による臨床医学の発展で私たちは大きな恩恵を受けています。反対に病気を治す効果があるとうたわれるまじないや，高価な健康食品には嫌悪さえ感じることもあります。

しかし，科学的思考という枠組みについて，その絶対的な地位が揺らぐ可能性があることを見てみたいと思います。

客観的，科学的という幻想

現代の医学は科学的であることに重点を置いています。科学的な研究手法で客観的データ，つまり事実を集め，臨床医学を発展させてきました。しかし，ここで一度立ち止まって考えてみたいと思います。科学的とは，客観的とは何なのか，真実や事実とはいったい何なのかという課題です。

人類学者のベイトソン[3]は，「地図は土地そのものではなく，ものの名前は名づけられたものではない」ということ，つまり「豚やココナツを考えている人間の頭の中に，豚やココナツはない」。より抽象的なレベルでは，「すべての思考，知覚，情報伝達において，報告されるもの（物それ自体）と報告との間に一種の変換，すなわち記号化が起こる」ことから，すべての経験は主観的である。つまり，「われわれが"知覚"したと思うものは脳が作り上げたイメージである」，客観的経験は存在しないと主張しています。（「　」内のみ引用，p.40）。

そして，心理学者のガーゲン[4]は

「内的な主観的世界」と「外的な客観的世界」があるという想定は，非常に大きな謎を生み出してしまいます。最も深い謎の一つは，主観としての私たちが，どのようにして客観的世界の知識を獲得するのか，ということです。

哲学では，これは，認識論の問題になります。認識論の中心にある課題は，個人の意識が外界に関する知識をどのようにして蓄えていくのかを理解することです。(中略) 客観的世界と主観的世界とが因果的にどのように結びついているのかが説明できないならば，客観的世界が心の中に正確に記録されている（心に何らかの影響を及ぼしている）と，どうしていえるのでしょうか。(中略) 二千年に及ぶ探求を経てもなお，知識の問題には，依然として解決のメドは立っていません。(pp.14-17)

と主張し，個人が客観的知識と捉えるという考えに疑問符をつきつけています。

結論づければ，客観的事実とは，自分の内部の世界と外部の世界があって，私たちが外部の世界を知覚によって正確に知ることが可能である，ということが前提となるということです。しかし，私たちは外部の世界を正確に知覚しているという証拠は何もありません。つまり，私たちが絶対だと信頼を置いている客観的事実というものは知りえないということになります。

科学的ということに関してもベイトソンは「科学は何も証明しない」と主張しています。つまり，科学には仮説を向上させたり，その誤りを立証したりすることはできますが，仮説の正しさを立証することは不可能であるというのです。先に出てきたベイトソン[3]は，その例として簡単な数列を挙げて説明しています。

2, 4, 6, 8, 10, 12

この数列で次に来る数は何か？　恐らくみなさんは「14」と答えるだろう。
そしたら私はこう答える。「残念でした。次に来るのは27です」。みなさんは最初の6例だけから得たデータに基づいて，これが偶数の数列であるという一般化を行った。その一般化が誤りだった（あるいはおよそのものでしかなかった）ことが，次に起こった出来事によって判明したというわけである。
この数列をもっと長く伸ばしていこう。次の例で私の言わんとするところを確認していただきたい。

2, 4, 6, 8, 10, 12, 27, 2, 4, 6, 8, 10, 12, 27, 2, 4, 6, 8, 10, 12, 27

　ここで次にくる数を聞いたとすれば，みなさんは恐らく「2」と答えるだろう。2から27までの繰り返しが三度も続いたのだから。「2」という答えが出てくるのは，みなさんが，優れた科学者のすべてがそうであるように，〈オッカムの剃刀〉と呼ばれる前提に影響されているからである。またの名を〈節減則〉というこの規約は，事実に適する諸仮定のうち，最も簡単なものをベストとする規約である。われわれはこの単純化の原則に基づいて次におこることを予測する。（中略）
　不幸にも（幸福にも，と言うべきか），次に来る事実を前もって入手できるなどということはけっしてありえない。われわれに持つことができるのは，単純であってくれという願望だけなのだ。そして次に来る事実は，いつもわれわれを一段と複雑なレベルへ押し上げる可能性を孕んでいるのである。
　あるいはこういう言い方もできる。私がどんな数列の問題も，その簡単な記述法が必ずいくつかあるだろうが，簡潔であることを重んじなければ，その記述法は実は無限にあるのだと。（中略）
　絶対確実な予測はけっしてあり得ない。したがって，科学は一般化された命題をけっして証明することはできない。記述された内容をテストしていくことによって最終的な真実に到達することはできない。(pp.36-39)

　この例に出てくる数列を臨床データに，そこから出る結論を臨床研究の結果に置き換えれば，私たちが日ごろ接している臨床研究についても同じことが言えるのではないでしょうか。
　もう1つ例[17]を挙げます。

　「飛行機が飛ぶ」という一見あたりまえの事実でさえ，その本当の原因はさまざまな経験則による推測にすぎず，いってみれば，ただの「仮説」にすぎないわけです。(p.28)

　私たちは「客観的」「科学的」というものに絶対的と言えるくらいの信頼を

置いていますが，少し見方を変えればその立場も，非常に怪しいものになるかもしれません。

　もちろん現在の医療技術を否定するのではありません。むしろ科学の進歩とともに，医療技術も進歩し，私たちはさまざまな恩恵を受けています。しかし，上で述べられているような主張を見ると，「科学的」「客観的」の絶対的信頼というのは揺らいできてしまいます。「科学的に正しい治療をしなければならない」「科学的に正しい情報を患者さんへ伝えなければならない」など，当たり前と思えるようなことも見方を変えれば一種の価値観となってきます。「客観的」「科学的」という枠組みが絶対的なものでなくなるとすれば，少なくとも対話という場面ではこういった枠組みを捨てはしないでも，いったん傍らに置いてもよいかもしれません。

客観的，科学的の枠組みが絶対でなくなると

　客観的，科学的というものの価値が絶対的なものでなくなったとするならば，その後はどうなるかを考えてみたいと思います。まず，科学的であるということを根っこに持っている現代医療とその専門知識を持つ医療従事者の優位な立場が揺らいできます。現代医療は，科学的な根拠に基づいていることで社会的に認められており，その専門知識を持っていることで医療従事者は医療現場では，素人より優位な立場となります。しかしその優位性がなくなるとすると，患者さんが求めない限りはただ，医療の知識を患者さんへ押しつけていることになります。客観性についても同じようなことが言えます。現代医療の場では，医療者側の客観的な視点で，患者さんの医学的な問題を判断しているということになり，医者の視点が正しいということになります。逆を言えば，患者さんの言うことがこの見解と異なる場合，間違っているということになり，一掃されてしまいます。しかし，ここで客観的という視点が絶対的なものではなくなると，医者の視点が正しいという立場も危うくなります。こう書いてし

まうと私自身が，現代医療にただ批判的なだけだと思われてしまうので，こう考えたらどうでしょうか。患者さんは医学的な説明を納得しなかったり，医学的な事実を受け入れようとしなかったりということは多々あるけれども，患者さんには患者さん側の理屈があるから，それも（いったんは）尊重する態度をとろう，という具合です。

自律的主体という幻想

最初から引用ですが，内田氏の『寝ながら学べる構造主義』[18]によれば，

> 私たちはつねにある時代，ある地域，ある社会集団に属しており，その条件が私たちのものの見方，感じ方，考え方を基本的なところで決定している。だから，私たちは自分が思っているほど，自由に，あるいは主体的にものを見ているわけではない。（中略）
> 私たちは自分では判断や行動の「自律的な主体」であると信じているけれども，実は，その自由や自律性はかなり限定的なものである (p.25)

もう一箇所引用すると，

> 私たちはごく自然に自分は「自分の心の中にある思い」をことばに託して「表現する」というふうな言い方をします。しかしそればソシュール[筆者注2)]によれば，たいへん不正確な言い方なのです。
> 「自分たちの心の中にある思い」というようなものは，実は，ことばによって「表現される」と同時に生じたのです。と言うよりむしろ，ことばを発したあとになって，私たちは自分が何を考えていたのかを知るのです。それは口をつぐんだまま，心の中で独白する場合でも変わりません。独白においてさえ，私たちは日本語の語彙を用い，日本語の文法規則に従い，日本語で使われる言語音だけを用いて，「作文」しているからです。（中略）

筆者注2) 言語学者で思想史的には構造主義を始めた人とされています。

「私の持論」という袋には何でも入るのですが，そこにいちばんたくさん入っているのは実は「他人の持論」です。
　私が確信をもって他人に意見を陳述している場合，それは「私自身が誰かから聞かされたこと」を繰り返していると思っていただいて，まず間違いありません。(中略)
　「私のアイデンティティ」は「私が語ったことば」を通じて事後的に知られる，と書きましたが，ご覧のとおり，「私が語ったことば」さえ，それを構成するファクターの多くが「外部から到来したもの」です。だとすると，そのときの「私のアイデンティティ」というのはいったい何なのでしょうか？
(pp.72-75)

ベイトソン[3])によれば，

　関係は，一個の人間の内側にあるものではない。一個の人間を取り出して，その人間の"依存性"だとか"攻撃性"だとか"プライド"だとかを云々してみても，何の意味もない。これらの語はみな人間同士の間で起こることに根ざしているのであって，何か個人が内に持っているものに根ざしているのではない。(p.181)

と主張しています。
　私たちは自分たちが思っているほどには自分の意思で行動したり，自分の考えで主張しているわけではないようです。知らない間に「他人の主張」を「自分の主張」として述べたり，他人の主張によって自分のアイデンティティを形成したり，自分が思っているよりも他人の影響を大きく受けて，行動を決定していたりします。そう考えると，自分というものが完全に独立した存在であるという考えは行き詰まってしまいます。人間の内にあるパーソナリティがその人の行動を決定するという考えに対して疑問が出てきます。つまり，苦情を言う患者さんは，苦情を言わせる医者がいてこそ存在するということです。
　よく私たち医療従事者は「患者さんが問題だから……」とか「あそこの家族は問題だから……」と言ってしまいがちですが，その態度をとり続けるように

させるのも、その態度を変化させるのも、医療従事者側にかかっていると考えることもできるのではないでしょうか。

　人の行動の原因をその人自身に帰結させるより、人と人との相互作用の結果として見るほうが私たち自信のストレスも軽減されると思います。すぐに怒り出す人、理不尽と思える要求をする人、わがままな人とラベルをつけ、その原因はその人にある（その人の心がけにある）と思ってしまうと相手に対するネガティヴな感情はなくなることはありませんし、それ以上、対話がすすむことはないでしょう。しかし、相手の行動は相互作用の結果だから、こちらの出方次第で変わりうると思えば対話の可能性は広がりますし、実際に変化を経験すればより確信を持って「相手の行動、態度を変化させるためにこちらの接し方を変える」ということができるようになります。

　とは言うものの、私自身、「問題解決のためには原因を見つけてそれを正す」という思考が根っから染みついているようで、相手にネガティヴな感情を持つことが多々あります。なかなかそんなに容易にさとりを開けるわけではありません。特に医療不信を感じている相手の場合などは「医療の現状をちっとも分かっていない！」と陰性感情を持ってしまいます。しかし、相手に陰性感情を持ったままで対話をしても、後述しますがうまくいくわけもなく、結局は医者と患者さんの対立構造を硬直化させるだけです。もしも、今後自分の態度が変化すれば、相手も変化するという経験をすれば、自分のネガティヴな感情を抑えることの大事さが分かるかもしれません。みなさんも、これを読んだらさっそく臨床現場でつかってみて早く成功体験をつかんでください。

頭の中では「臨床医学の面接」と「関係をつくるための面接」に分ける

　医者側から見た医療面接のあるべき姿を考えてみた場合，特に診断の場面では，正確な，正しい情報をいかに効率的に患者さんから引き出すかに重点が置かれると思います。そして鑑別診断を思い浮かべながら，それに合う情報，合わない情報を頭の中で選別して，いかにうまく鑑別できる質問をするかが重要視されると思います。

　話の内容が混乱して，何を言いたいのかよく分からないような患者さんから，いかに「大事な情報」を引き出すか，そして，医学的知識を駆使していかに「原因」をつきとめるかという思考過程をたどります。

　しかし，上でも述べたように「良好な関係をつくる面接」はこのような思考過程とまったく異なった考え方，ものの見方が必要となります。ですので医学的な診療のための面接とはまったく別物と考えて，実際の診療でも患者さんとは普通に会話しているふうでも，頭の中では「医学的な診療に必要な情報」と「良好な関係をつくるための会話」とを分けながら会話をすすめるほうがかえって混乱しないでよいかもしれません。

中立性は存在しない＝自分のことは自分で分からない
（メタポジション）

　テーマを言い換えれば，面接者は，人と人との相互関係を客観的な立場から見ることはできないということです。メタとは「越える」という意味で，メタポジション（中立性）を理解するには，医者と家族が話をしているところをもう一人の自分（医者）が，幽体離脱でもしているかのように，自分を含めたみんなのやりとりを眺めているところを想像してみてください。その位置を，メタポジションと理解してもらえればよいと思います。では，そのような中立的な立場はどうすれば達成できるかを考えてみたいと思います。もし面接者が，

まったく自分の価値観を捨ててしまい，ゼロの状態で相手の話を聞くことができれば，そして，何の感情も持たず思い入れも持たず相手の話を聞ければ，その時はメタポジションを達成できるかもしれません。しかしそんなことが人為的に（意図して）できるものでしょうか。

たとえば私の場合，どんな先入観も持たず，特に初回面接は十分気をつけて面接に望んでいるつもりですが，面接の直前にほかの医療従事者から「あの患者さん（もしくは患者さんの家族は）こんなことを言っていました（こんな苦情を言っていました）」と言われるだけで自分自身のコントロールを失ってしまいます。そうなると，ほんの小さな話題でも知らず知らずのうちに相手を言い負かそうとしたり，自分の「正しい」意見を押しつけようとしたりと冷静さを失ってしまいます。ほんのささいなことですら，自分の言動に大きな影響をあたえることをしみじみと実感します。

自分のことこそ，客観的に見ることが困難であると肝に命じて，常に，自分の考えがどういうふうに傾いているかを考えるべきです。

問題は問題として語るから問題であるという考え

> 「ある事象」は「問題」と認定された時から「問題」となる。「問題」は「問題」として認定しているから「問題」なのである。(p.46)

臨床心理士の東[6]はこの感覚が身につくと治療が楽になると言っています。この本で扱うのはカウンセリングではありませんので，クライアントが「問題」を持ってきてそれをどうこうするというわけではありません。しかし，臨床現場でもよく「〇〇が問題だ」（〇〇の中には患者さんの性格や行動，家族，医者の態度や言葉遣い，看護師などなどいろいろな言葉が入りえます）と本気で考える場面が出てくるかと思います。臨床の場で「〇〇が問題だ」と本気で考えることがまったくなくなれば，面接を楽にすすめることができますし，面

接をする場面で余計なストレスを持たなくてすむようになります。しかし，実際のところ本気で問題と考えないなんてことはとうてい無理な話です。そもそも近代医学は原因を究明して，原因を除去するということが基本原理と言えますし，われわれが研修医として臨床現場に出た当初は，問題点を洗い出して，それを解決していくという思考過程を徹底的に訓練されます。医者の思考過程とは真逆と言ってよいほどの大転換が必要ですがやはり，このことも頭に置いておくべき事柄です。

　たとえば，何事も消極的で依存的な患者さんが病棟で問題となっていたとします。看護師がその対応に手を焼いていたとして，その問題を解決しようといろいろと気を揉んでいたとします。なるべく，自分でできることは自分でしてもらったり，病棟スタッフがこまめに促すようにしたりといろいろと手を考えると思います。しかし，もしその患者さんが，もともとはしっかりしていた人だが，両親や子どもを不慮の事故でなくしたばかりだということが分かったとしたら，そして病棟スタッフがそのような不幸が重なれば，患者さんが依存的になるのもしかたがないと考えたとしたらどうでしょうか。そして，依存的であるということを無理に解決しようとせず，しかたのないこととしてそのままにすることにしたらどうでしょうか。依存的という事実はそのままで，もはやそのことは問題とは認識されなくなるでしょう。

　しかし，そんなにうまく「問題視」をやめられるわけもなく，（特に思ったようにうまく家族と関係がつくれないと）ついつい相手のことを問題視をしてしまいます。ほかにも，診療をしていればいろいろなことが問題として湧き出てきます。しかしせめて，必要以上に問題を大きくしないように，問題に圧倒されないようありたいものです。

第3章
コミュニケーションについての理論

　家族とのコミュニケーションのとり方を学ぶ前に，まずはいくつかの基本的なコミュニケーションの理論について触れておきたいと思います。

■ 言語コミュニケーションと非言語的コミュニケーション

　これについてはコミュニケーションを考える上で，基本的な事柄であり，コミュニケーションに関連する書籍では必ず取り上げられる項目なので特に解説は必要ないかもしれませんが，非言語的コミュニケーションについては3つだけ注意点を挙げたいと思います。

　1つ目は，自分がどのような非言語的メッセージを発しているかということに気をつけることです。自分のくせや印象などは，特に自分では分かりにくいものです。知らず知らずのうちに自分の表情やしぐさが相手に悪く伝わっていたり，緊張した場面では特定のしぐさをして相手に自分の意図していないメッセージを送っていないとも限りません。説明に同席してもらった同僚やナースなどに指摘してもらうのがよいかもしれません。

　2つ目は，逆に相手からの非言語的メッセージを受け取る場合，常にこちらは誤解して受け取る可能性があるということに気をつけることです。相手の表情やしぐさからの情報は主観的にしか判断できない面もありますので誤解をし

がちですが，特に相手のネガティヴな反応は敏感に正しくキャッチしたいものです。「納得していない」「不愉快である」というたぐいのメッセージは逃さないように気をつけます。なぜなら，早い段階で相手のネガティヴなメッセージを受け取ることができれば，自分の態度や話の内容がそうさせているかもしれないと早めに省みることもできますし，慎重に対応することでクレームへの予防にもなります。だからといって，過剰にネガティヴに捉えすぎるのもよくない面もあります。相手がまったくそういうつもりではないのに，こちらが勝手に敵意として捉えれば，こちらの態度は過度に萎縮してしまうでしょうし，何より余計なストレスをためてしまいます。

　ある程度，世間一般が捉えることができるくらいの非言語的メッセージを受け取ることができればよいと思います。それには，診療に同席した同僚やナースがどういうふうに感じたか，率直な印象を聞いて，自分が持った印象と照らし合わせることで調整をしていきます。自分が持った印象が極端に偏っていなければよしとしてよいのではないかと思います。

　3つ目は言語的メッセージと非言語的メッセージの不一致に気をつけるということです。言語的メッセージではこちらの提案などに同意していても顔は納得していないように見えるなどということがよくあります。ついつい私たちは言語的なメッセージを重視してしまうところがあり，非言語的メッセージでは拒否的であってもそれを無視しがちです。たとえば，治療方針などについて言語的にとりつけた同意だけでは危険です。非言語的メッセージでは同意していないと感じる場合は，「何となく，緊張されているように見えますが何かご心配なことなどはありませんか？」「説明で分かりにくかったり，納得できなかったところはありませんか？」などと聞いてもよいかもしれません。もしここで「ありません」という返答であったとしても，同時に非言語的メッセージも見逃さないようにしないといけません。

第3章 コミュニケーションについての理論

■診察は患者さんにとって非言語的メッセージとなりうる

　常にとは言いませんが，臨床医にとって，丁寧に診察するということ自体が，あなたを大事に診ているという非言語的メッセージとなりえます。特に，不定愁訴と呼ばれるものや，病態生理学的でうまく説明のつかない症状に対して，「精神的なもの」「ストレスから」と説明を受けてきたような患者さんには，丁寧な診察というのはそれだけで，「あなたの言っていることを本当だと受け止めています」「あなたを一生懸命，大切に診ています」という非言語的メッセージとして受け取ってもらえる可能性がありますし，それだけで患者さんとよい関係をつくることができる可能性が出てきます。

対称的関係と相補的関係

　これらの用語については初めて目にする方も多いと思います。人類学者のベイトソン[19]）によれば，「全てのコミュニケーションは内容と関係の側面を持ち」(p.38)，「全てのコミュニケーションの相互作用はシンメトリーかコンプリメンタリーのどちらかである」(p.54)。

　言い換えれば，私たちが他人にメッセージを発している時，そのメッセージの内容と同時に，メッセージの発する者と受け取る者との関係についてもメッセージを送っているということです。そしてその関係は対称的（シンメトリー）関係と相補的（コンプリメンタリー）関係という2つに大別できるということを表しています。対称的関係とはお互いに競い合うような競争の関係，ライバル関係などであり，相補的関係とはどちらかが優位でどちらかが劣位となる支配－服従関係です。あまりにも単純化しすぎた分類であると思われるかもしれませんが，単純だからこそ考え方として有効な場合があります。

　たとえば，薬を処方してもあれこれ理由をつけて指示通りに服用しない患者さんと，その理由はともかく，何としても薬を服用させようとする医者の関係です。患者さんが，処方された薬をのむといろいろと症状が出てくるのは薬の

副作用ではないかと言い，それに対し医者が，その症状は薬の副作用ではないとゆずらず，副作用であるかないかという話で平行線をたどるという場合があります。また，薬を服用する時間が勤務中などで服用できないと患者さんが言い，それに対し医者が，薬を服用することがいかに大事か，薬をのまなければどんなひどい状況になるかを切々と説明し，それに対しさらに患者さんが，どんなに薬を服用することが困難かを医者に訴える場合があります。これらは薬をのむ，のまないをネタにして対称的関係になっていると考えられます。こういう時，医者が，副作用かもしれませんねと言って薬をかえたり，服薬困難な時間には服用しなくてよいとした場合，対称的関係から相補的関係に変化したと言えます。また，見方を変えれば，内容レベルでは患者さんが主導権を握っていますが，関係性のレベルでは医者が対称的関係から相補的関係に変化させたということで，医者がコミュニケーションの場の主導権を握って，コントロールしたと見ることもできます。

　また別の例として，何々の検査，治療をしてほしいという患者さんに対し，医者が「医学的適応がない」と説明する場合です。心配だから検査をしてほしくて来ましたという患者さんに対して，医者が頑として検査をする必要はないと主張する場合は対称的関係になっていると言えます。注意しないといけないのは，それが正しい，正しくないといった価値観と関係なく，医者と患者さんとのその場のやりとりがどうなっているか，という関係性だけを見ているということです。

　患者さんや家族と良好な関係をつくるには，まずは相補的関係，そして優位－劣位で言えばこちらが劣位の関係になるように努めます。これをワンダウン・ポジションと言います。しかし，自分がそのつもりでも，上で書いたように自分の枠組みに知らず知らずのうちに引っ張られ，対称的関係となっていることもよくあり，なかなか初めは難しいと思います。

　もう1つだけ例を挙げれば，患者さんから何がしかのクレームが出たとします。それに対して医者がひたすら言い訳をするといった場面では，二人の関係は対称的関係と言えます。これを医者が，もっとクレームの内容を詳しく教え

てほしい，もっと不満な点があるはずだ，とクレームを言わせるようにすると，医者側が二人の関係の主導権を握って患者さんからクレームを言われるという状況から，「クレームを言ってほしいと依頼をして患者さんに従ってもらう」という相補的関係に変化させることもできます。

　上で出てきたような例も，「患者さんの言いなりになって治療や検査をする」「患者さんからのクレームを聞かされる」という行為から，こちらがコミュニケーションの場の主導権を握って**関係性を変化させるために**「患者さんの要望を聞いて治療や検査をする」「患者さんからのクレームを聞く」と考えると少しはストレスが軽減されるのではないでしょうか。

コンテンツとコンテクスト

　「コンテンツ」とは，直訳すれば「中身，内容，目次，趣旨」ということになり，「言葉や会話自体の内容，示している言動の意味」のことで，「コンテクスト」とは，簡略化すれば「話している内容だけでなく，話している状況を含めた意味」のことです[20]。普通私たちは，コミュニケーションといえば，コンテンツにだけ注目しがちですが，そのコンテンツが発せられている状況や前後関係で伝わる意味にも注意を向けないといけません。

　次のような例[14]が分かりやすいかもしれません。

　　　　上司が部下に職場で「コラ！」と言うのと，夜景を見ている恋人同士の女
　　　　性が男性に「コ・ラ」とささやくのでは同じ「コラ」ということばでも意味
　　　　合いが違ってくる。
　　　　夜景を見ていて，女性から「コ・ラ」と言われ，「すみませんでした」と言
　　　　う者はいない。同じように，上司に「コラ！」と言われて顔を赤らめたので
　　　　は，ややこしいことになってしまう。私たちは，何によってこの違いを読み
　　　　取っているのだろうか。
　　　　それは，関係性を含んだコンテキスト（文脈）によって，メッセージに関

するメッセージ（メタ・メッセージ）を読み取っていると考えられる。(p.81)

　私たちの身近なところでは，私たちが患者さんに言ったことが，どういう病院でそれを言ったかでコンテクストが変わってくるということがあります。
　たとえば，大学病院でいろいろな高度な検査をした後に患者さんから「先生，大丈夫ですか？」と聞かれ，「大丈夫，心配ないです」と言った場合と，近くの小さな診療所で何も検査もせず「大丈夫，心配ないです」と言った場合とではもちろん，同じ言葉でも意味が異なってきます。そもそも，患者さんが大学病院へ行くと言うコンテクストと，近くの小さな診療所へ行くというコンテクストも異なるでしょう。
　別の例を挙げてみましょう。家族が「（病気の）原因を教えてください」と主治医へ言ったとします。夫である患者さんがものすごく不摂生な生活を送っていて，それを日ごろから妻が注意していたという状況で，脳卒中などの病気にかかった場合だとすれば，その意味は「あなたの不摂生でこうなったのよ」と妻は夫に対して言いたいのかもしれません。もしくは，医者を仲間に引き込んで，夫と妻の主導権争いを妻が優位になるよう，医者を巻き込んでいるかもしれません。
　これが入院中に急変した患者さんの家族で，明らかに，医療者側に怒りを表明しているという場合であれば，「おまえたち医療者のせいで，急変したんじゃないのか」という意味にとることができます。
　上の例は極端な場合だと思われるかもしれませんが，ここでは，自分の考えているコンテクストが真実であるかどうかではなく，相手がどういうコンテクストで発言しているかを考えることが非常に重要です。特に会話がしっくりいかない時にはコミュニケーションの内容よりもコンテクストで考えたほうがよい場合があります。このことについて人類学者のベイトソン[2]は，

　　階層の上位にある，より大きなコンテクストが，下位レベルではたらくメッ
　　セージの提示する強化の符合（プラス・マイナス）を変えることがある。ま

た同時に，大きなコンテクストが，コミュニケーションのムードを変える——「ユーモア」「メタファー」等のカテゴリーにメッセージを分類する——はたらきを持つことも明らかである。「失礼な」メッセージも，「場ちがいの」メッセージも，その属性はすべて，より大きなコンテクストから生じているのだ。(pp.344-345)

と述べています。つまりは，メッセージの意味はコンテクストによりどうにでも変化し，さらにより大きなコンテクストによりまたその意味も変化してしまうということです。注意点として，私たちが対話の場で考えるコンテクストは，あくまで想像したものですので，相手がこちらのメッセージをそのコンテクストで捉えているか確信を持つのは困難です。

日常のコミュニケーションではコンテンツのみに重点を置きがちですが，コンテンツにこだわりすぎないよう注意すべきです。

言葉，質問，理解

人に分かってもらえたという体験は，患者さんに限らず私たちもそれを力にできたり，元気になったり，今まで悩んでいたことに新しい解決法を思いついたりと新しい希望を持つことができます。患者さんを理解するということについても，相手に分かってもらえたという感覚を持ってもらえれば信頼関係をつくることができるでしょうし，対話がすすむと思われます。しかし，相手を理解する，患者さんを理解するというのは非常に難しいことだと思います。相手の言っていることをただうなずきながら聞いても，相手は理解してもらえたと感じてはくれません。とは言っても，理解をすすめるために質問をしたり，こちらの理解や解釈が正しいかをいちいち確認することは普段あまりおこなっていません。日常的な会話でも「だいたいこういうことを言いたいんだな」と考えて，相手の話を理解することが圧倒的に多いと思います。

一言ひとことの「単語」のレベルでさえ，自分と相手では言葉の意味が異

なっていると見ることができます。たとえば，医者の言う「認知症」と家族の言う「認知症」は同じものを指すといえるでしょうか。こういった問題について下坂[16]は，

> 患者・家族の使う言葉は，自発的には，おおむね新聞の見出しないし辞書の見出しのレベルにとどまっていることが多い。たとえば彼らのいう「ゆううつ」「吐気」「苛々」「わがまま」「甘やかされた」「過保護」「神経質」といった言語表現を鵜呑みにする方はいないでしょう。つまりこれらの表現の内容を納得がゆくまでさまざまに言語化してもらう必要があります。こうすることによって各人の訴えを，個人的・個性的なニュアンスにおいて細かく把えていくことが可能となります。辞書は引いてみないと役に立ちません。患者・家族もこれと同じで，彼ら自身に用語解説をしてもらわなければ，彼らは文字通りの「生き字引」とはならないのです。(pp.54-55)

別のところでド坂[16]は次のように述べています。

> 患者と家族の物語るお手本の中には，ときどき不明瞭ないし欠落部分がある。そういうところを，どうしたらいいのか。一つはもうちょっと今の話をふくらませてくださいということです。何かつっこむと患者さんの心を傷つけるんじゃないかとか，家族の気分を害するんじゃないかと思う人がいますが，ふくらますというイメージだと害がありません。(中略)
> それから，心理面接では，早のみこみ，早合点っていうのが多いです。一拍早い発言，早のみこみをぜひ抑えなければならない。難しく言いますと，患者，家族の言語表現が治療者の使用言語と同じだからといって，その中身も同じだと思いこむ癖をやめなきゃいけないということです。(中略)
> この一拍早い発言とかのみこみというのは，われわれが人間関係を円滑に進める上で大事なんです。「あの，君の言ってること，それ，どういう意味？」とか「何を言いたいの？」とか言っていると長年の友情もパーですから。われわれは早のみこみで，大なり小なり「わかった，わかった」の角さん（＝故田中角栄氏）みたいになって人間関係をうまくやってるわけです。(pp.22-23)

第3章　コミュニケーションについての理論

また，社会構成主義の立場から吉川[24]は，

> 「テクスト」[筆者注3]としては同じ「内気」という言葉を用いても，その言葉に託された意味合い（ディスコース）は「ひと」によって，それどころか同じ「ひと」であっても場面によって，状況によって異なります。通常わたしたちは，同じテクストを用いていれば，大体同じディスコースを示すはずだという暗黙の了解に則って，ひとつひとつのディスコースをいちいち明確にすることなく，「わかったつもりになる」ことで円滑なコミュニケーションをおこなっています。（中略）
> たとえ同じ日本語であっても，辞書的な意味は同じでも，「ディスコース」としての意味は多様です。「内気」という言葉の意味はわかっても，「その『ひと』が用いる」「内気」という言葉の意味は，つまり「ディスコース」は，辞書的な意味とは異なります。ですから注意深く聞いてみなければ，わからない。（pp.48-49）

と言っています。この中で吉川は，患者さんの言葉の「ディスコース」を明らかにする質問を含む会話の例を挙げています[筆者注4]。

```
S2：あ，それはですねえ，ちょっと仕事のこととかで悩んでというか……。
Y2：えっと，仕事というのは？
S3：あの，マスコミ関係の仕事なんです。
Y3：ああ，マスコミ関係ね，それで？
S4：ちょっと眠れなくなって，会社の健診のときにその話をしたら，今の先
　　生を紹介されて，一応眠れるようにはなったんですけど……。
Y4：ごめんね，眠れなくなってっていうのは？
S5：なんだか，疲れ過ぎっていうか，いろいろ考えていて……。
Y5：どんなことなのかな，考えていたっていうのは？　（pp.122-123）
```

こういったやりとりが続きます。

筆者注3）「言葉」と読み替えて差し支えありません。
筆者注4）　Sは患者さん，Yは治療者を，数字は発言の順番を表しています。会話中の˙˙˙は筆者による補足であり，原書にはありません。

49

また,理解についてハーレーン・アンダーソン[1]は次のように言っています。

> 理解できたと思い込まないために,意味の空白を急いで埋めようとしないために,そしてクライエントの言わんとすることを聞けているか確かめるために,たとえばセラピストは「誤解しないように訊いておくけど,あなたの言いたいことって……ということですか？」とか「それって……に似たことですか？」とか「とすると……のことを意味してくるの？」あるいは「今あなたは……と言ったけれど,……のことを言いたかったのですか？」というような質問をすることができる。このように誤解を避けるための質問やコメントは,言われたことを忠実に理解しようとすることなので,興味を持って,しかし決めつけない態度で言ってみるべきだろう。(p.212)

黒田と下坂[11]は治療技法の確認と婉曲について次のように述べています。確認とは「面接における患者あるいは家族の発言を治療者が繰り返し,それらを家族や患者に一つひとつ照合しながら,さまざまな形で補足していくことにより患者や家族の言葉の用い方を明らかにしていくこと」で,この「確認技法を用いて患者や家族の言葉の用い方を明確なものへと変換していく際に,治療者が『～とも考えられるかもしれませんね』『ひょっとすると間違っているかもしれないけれど～』『～かもしれないけれど,そうでもないかしら』といった婉曲な言い回し多用するという技法」であると解説しています（「　」内のみ引用,p.157）。

いくつか心理療法家や精神科医の例を挙げました。なかなか上に書いてあるように実践するのは難しいところもありますが,どのような質問をするかというのは相手を理解する上で重要な位置を占めると思います。それには,何気ない,患者さんとの会話の中で分かったつもりの部分から分かっていないところを見つけだすのがきっかけになるのではないでしょうか。

もう1つ注意する点として「なぜ？」「どうして？」などの問いかけは相手を問い詰める可能性があるので,あまり多用して使用しないほうがよいということです。「なぜ？」「どうして？」と問うことで相手は責められているような感じや,非難されている感じを抱く可能性があります。時と場合にもよります

が，いきなり直接尋ねるより，話の前後から理由を想像するほうがよいでしょう。どうしても理由を尋ねたい場合は「～ですが，もし理由があれば教えてください」というふうに，理由がなければ答えなくてもよいという選択肢を含めて尋ねるのがよいと思われます。

システムという視点

　人間の相互作用は1対1にとどまらず，ひろがりを持って存在しています。病院であれば，同僚の医者，直属の上司である医者，下につく研修医，同じ病棟で働いている看護師，コ・メディカル，他科の医者，病院長などお互いに影響を及ぼし合っています。そして主治医と患者さん，その患者さんの家族や近所の人，その親類など関係ある人々の広がりがあり，お互いに影響を及ぼし合っています。もし患者さんが主治医へ不信感を持てば，看護師やコ・メディカルへも不信感を持ち，やがて病院全体へ不信感をつのらせます。そして患者さんの家族も同様に病院への不信感を持ち，うわさ話として，近所の人もその病院にかからなくなります。そして家族から院長に苦情が告げられ，院長は病院スタッフへ注意するよう指導します。というように病院という限られた範囲であっても，さまざまに影響を及ぼし合う相互作用であふれています。この影響を及ぼし合う全体をシステムとして捉えることで人間集団を3つの特性を考えることができます。

　1つ目は，システムの一部に変化が起こればそれとは別の部分へ間接的に影響が及ぶということです。たとえば，病棟内で医者と看護師の関係がうまくいっていなかったのが，その医者が退職して新しい医者が来たとします。そして，看護師との関係がうまくいくようになったとすれば，患者さんへよい影響が起こることは容易に想像がつきますし，患者さんからその家族へとその影響が伝わっていくことも想像できます。

　2つ目は，システムのある部分に変化を起こそうとする時には，その部分に

影響を及ぼす他の部分を考慮するということです。たとえば、先に挙げた患者さんのように病院に不信感を持っている場合、医者と患者さんの間でとにかく信頼関係をつくろうと、医者が態度を変化させたとしても、ほかの病院スタッフが患者さんへ不信を持たせるような態度をとっていた場合、その努力は水の泡となってしまうかもしれません。変化を起こそうとする場合、そこへ影響しうるシステムの部分に対してもできるだけ働きかけることができればうまくいきます。

3つ目は、システムの内部にも、いわばサブシステムと呼びうるようなシステムがあり、そのシステムへ影響を及ぼすことができるようになるには、そのシステムの持つ暗黙のルールに合わせる、後ほど詳しく述べますが、すなわちジョイニングするということです。システムの内部には意識的にも無意識的にも、ある一定のルールが存在し、そのルールを無視しては、そのシステムと仲良くできません。たとえば、新しく赴任した医者が病棟看護師のシステムに影響を及ぼすことができるようになるには、その窓口となっている者と、まずは十分意思疎通をとらなければなりません。また、重要な指示をだす時には、師長や主任にも言っておくということになっていたりと、システムには独自の明文化されていないルールがあります。そのシステムにきちんと仲間と認めてもらうまでは、そのルールにきっちり従う必要があります。

これらの特性を考えることで、たとえばある部分に変化を起こしたいという時には、変化させたい部分に影響が大きい部分を見つけて、なおかつ比較的変化をしやすい部分に働きかけるというやり方が考えられます。具体的には、困っている人、事態を何とかしたいと思っている人が変化しやすいと考えられます。

困った状況に対しては「変化」を導く

　日常診療での困った状況や，問題のある状況に出会った場合，その問題に対して，直接解決法を試すなり，指示することが常識的な対処だと思います。たとえば機械が故障をすれば，その故障箇所を修理して，正常に機能するようにします。また肥満が問題であれば「体重を落としましょう」とか，もう少し間接的に「食事に気をつけましょう」「適度な運動をしましょう」と指示したりして問題そのものに対する言及や，少なくとも直接関わってくる関連事項について，解決策を模索します。それに対し，人と人との困った状況や，問題に関しては，その問題を維持している状況に対して「変化」を起こすことを考えます。

　そもそも，人と人の間で起こることには予測が困難な場合が実に多く存在します。たとえば，今年は何が流行ったから次は何に人気がでるとか，この患者さんは今回，こういう対応をして不満を爆発させたから，次はこういうふうに対応すればよいのだろうか，という予測は簡単には成り立ちません。

　そこで，考え方としてはとにかく困った状況をどうにかしたいという時には，「変化」を起こすことを目指します。これは「悪い」状況を変化させて「良い」状況にするというわけですが，実際にはどのように変化するかに関して予測不能です。そして，その「変化」は問題に直接働きかけるとは限りません。直接的な働きかけが無効な場合は別の部分に働きかけ，その波及効果により関係する全体に変化を及ぼすことを目指します。イメージとしては，風が吹けば，桶屋がもうかるという言葉を思い出していただけたらと思います。

　しかしはじめのうちは特に，変化に関しては予測不能のところもあり，途中の経過も事態が良くなっているのか悪くなっているのか，よく分からないということがよくあります。薬での治療と違い，変化の途中経過で「今の働きかけでよいのだろうか」と宙ぶらりんになった気分になってしまいます。

　それでも，「変化」という視点であれば複雑で予測不能な人間関係の指標として有用であると言えます。

パラドックス

　コミュニケーションを語る上で，もう1つ触れておきたいのがパラドックスについてです。実際の臨床での応用は逆説指示の項目で触れますが，たとえば，親子の会話で単純に母親が息子に向かって「勉強しなさい」という代わりに「おまえが望んで勉強してほしい」というような場合です。親の言うことに従って，ただ単に勉強したのでは要求に従ったことにならず，自発的に勉強をしなければならないという要求です。この要求は規則に服しておこなわれるのではなく「自発的に」すべしというルールをあたえています。しかし，ルールに従ってはならないという命令を出してはいますが，この命令自体もルールの中の1つであるということになります。ちょっと分かりにくくなりましたが，もう1つ例として，「クレタ人のパラドックス」と呼ばれるものが挙げられます。これは，エピメニデスというクレタ人が「クレタ人は皆うそつきだ」と言った，というものです。これも同じような自己循環性に陥ります。

　身近な例では，成果主義による給与体系もあてはまるでしょう。「自発的に」会社の利益にあうような目標をかかげなければならないのですから，本当に自発的に自分の仕事の目標を決めても要求に従ったことにならず，会社が暗に求めているように仕事の目標を設定しても「自発的でない」ことで，会社の要求に従ったことにならず，社員はまさにダブルバインド（二重拘束）の状況に陥ってしまいます。

第4章
家族とのコミュニケーション技術

家族とのコミュニケーションがうまくいく3つの方法

ではいよいよ，家族を肯定するための具体的方法に入ります。その方法とは次の3つ[5]です。

1 相手のムードや雰囲気（家族であれば家風といったようなもの）に合わせること。
2 相手の話の内容に合わせること
3 相手のルールに合わせること（p.48）

これらの過程は家族療法ではジョイニング（joining）と呼ばれて，非常に重要視されています。吉川[20]によれば，

不特定多数の家族に対して，「有能な治療者には思えない素振りをしながら，相手のルールに忠実に合わせた（ジョイニングした）ケース」と「言葉や態度では相手を思いやるという姿勢を示しながらも，相手のルールを無視した（ジョイニングしない）ケース」に分けて面接を行なったのです。すべて一度限りという約束が前提でしたが，一応治療継続の可能性があることを示しておいたのです。結果は驚くべきことに，「ジョイニングを行ったケース」の約八割が治療の継続を後日申し込んできたのです。一方「ジョイニングをしな

いケース」はというと，継続治療をもうしこんできたのはたったの2％だけだったのです。(p.238)

　ジョイニングとは，つまり，面談に来た相手に受け入れてもらえるようにすること，仲間に入れてもらうことです。これはジョイニングという過程が，家族との良好な関係をつくるのにいかに大事であるかを表している結果です。ある程度良好な関係がつくれなければ，継続治療の契約はできないからです。このジョイニングという過程は完全に身につけるのは非常に難しいですし，私自身も未だにうまくいかず，反省することが多いです。しかし，これらを心がけるようになって，家族との対話が楽になったことも確かです。
　次からは実際の家族との対話を想定してこれら3つを中心に，面接の流れにそって解説していきます。

自分の置かれている状況について考えておく

　コンテンツとコンテクストの所でも触れましたが，自分の置かれている状況がコミュニケーションにどういう影響をあたえるかを考えておきましょう。たとえば大学病院勤務であれば，高度な医療に精通していていろいろな検査をしてくれる，信頼のおける医師であると見られるかもしれませんし，僻地の診療所であれば気軽に相談できる近くの医者として見られるかもしれません。それぞれの場所，それぞれの立場は自分の力量とは関係なしに患者さんへ大きな影響を与えます。公的な大病院では患者さんを説得するのも簡単で，自分の指示によく従ってくれたとしても，個人病院に移ったとたんに患者さんが誰も自分の指示を聞いてくれないということもあると思います。自分の勤務場所の影響力に自覚的になっていれば，勤務場所が変われば患者さんへの対応もおのずと変わっていくことになるでしょう。

出会い，自己紹介

　家族と出会う場とはどのような場面が考えられるでしょうか．外来で患者さんに付き添ってくる場合や，救急外来に慌てふためいたように来る場合，指導医が外来で診て，入院後に初めて会う場合などいろいろな場合があります．当然，それぞれの場合によって家族の不安や雰囲気，考えていることなどが異なっていますし，理想的にはその家族の雰囲気に合わせる態度をとりたいところです．

　たとえば，突然倒れ意識不明になった患者さんが救急搬送され，家族は慌てふためいているという状況で，にこやかにのんびり自己紹介をする人もいないでしょう．そういう時の自己紹介や挨拶などは一通り処置などが終わって家族説明をする時になると思います．ただ，検査や処置の途中でも，「今，○○の検査中ですので，のちほど結果を説明します」など一言声をかけてもよいでしょう．

　自己紹介に特別な方法はありません．「こんにちは．××科の△△です」と普通に言えばよいのです．しかし，家族を相手にする時に，家族の特定の誰かを見ながら，特定の家族メンバーに対して挨拶をして，それ以外の家族メンバーは無視するというようなことはしないように気をつけましょう．家族全員を見回すようにして挨拶をすることです．または「社交の窓口」となっていそうな人物を中心に挨拶することです．このことについてもう少し詳しく述べます．

　これは，後で説明する，「相手のルールに合わせること」の範囲になりますが，まずは家族の中で誰が「社交の窓口」となっているかを探します．医者に対して家族を代表するような形で挨拶する家族メンバーがいれば，その家族メンバーが「社交の窓口」ですので，「社交の窓口」である人物を中心に自己紹介や挨拶をしていけばよいと思います．しかし，いつもこのように「社交の窓口」が判りやすいとは限らないので，どの家族メンバーがその役割をになって

いるか分からない状況では，家族全員を見回すように（と言ってもあくまで自然に）挨拶をします。

たとえば，妻，長男，次男，長女，次女の家族を，家族説明のため診察室へ呼び入れたとします。長男が，ほかの家族メンバーから医者の正面にすわるように背中を押されるように入ってきたという場合，この家族の「社交の窓口」は長男かもしれません。また，ほかの家族の例では，妻，長女，長男が説明室へ入ってきた時，長女が先頭に立ち，医者へ挨拶をした場合，「社交の窓口」は長女かもしれません。

患者さんと1対1で会うのとは違った視点で家族をよく観察する必要があります。そしてそれは，出会った瞬間から始まっています。この辺はのちほど，「相手のルールに合わせること」でも触れていきます。

相手のムードや雰囲気に合わせること

コミュニケーションを扱った書籍では「笑顔で，相手をリラックスさせるような態度で」などとよく書いてありますが，初めの態度としては相手の雰囲気に合わせていくのが無難です。家族が沈んだ雰囲気であれば，医者もそれに合わせ沈んだような感じで接し，はきはきした感じであれば医者もはきはきと会話をしていくようにします。

たとえば，先の例で示したように突然意識不明で倒れた患者さんの家族であればどうでしょうか。動揺し，慌てふためいているような状況であれば，医者側も必死な態度で治療に臨んでいる雰囲気のままで接したほうがよいと思います。また，家族が深刻な雰囲気をかもし出していれば医者側も控えめに，言葉を選ぶような感じのほうが家族に受け入れられやすいかもしれません。ほかには，意見は何でもきっぱりと言い切ってしまうような家族であれば，医者のほうも断定的な言い方を多用するなどです。

相手の話の内容に合わせること

　これは端的に言えば，ただ相手の話についていくこと，相手の話の内容を肯定することです。相手の話に関心を示しながら聞き入り，重要な話題であるかのように「なるほど」と興味を示します。たとえ，医者として同意しがたい内容や，意見したい場合でも，いったんは**相手の言うことを受け入れます**。ただし暴力や脅しといった話題は別です。こんなことを言うと，「医者はどんなことがあってもただ患者さんの言うなりにしか行動できないんじゃないか」と思われる方もいるでしょう。たしかに，面接の初めの段階ではそうです。しかし後で述べますが，こちらの意見なども少しずつ出していきます。

　医者の立場ではどうしても，診断などに関係ない話題は無用な話として考えてしまいますが，たとえ，医療には寄与しない情報であっても，**良好な関係をつくるためと割り切って興味を持って聞き入ってみせるようにします**。

　たとえば，家族が診断に関係ないような，食生活の話題を延々と話したとします。家族がその話題を非常に重要視していれば，医者も興味を持って話を聞いていきます。

　しかし，無意識に相手の話を否定していたりということは起こりえます。医者の特有の枠組みはそう簡単に捨てられるわけではありません。そういう時に先に触れた，家族と自分のコミュニケーションがどういう関係になっているかを意識し，相補的関係で，なおかつこちらが劣位となるようなポジションをとるように動きます。話に合わせることの例を挙げます。

　　患者さんが検診異常で入院し，精査の結果がんであった。家族は告知に反対していた。主治医は全員に告知すべきであるというポリシーであったため，患者さんに告知することを勧めた。この時，無意識に家族と主治医が告知という話題をネタに対称的関係になっていることに気づいた。そこで，対称的関係とならないように，家族の告知に反対という意見に主治医も賛同した。

相手に話を合わせる上での注意点を挙げたいと思います。

　1つは，家族との診療は相手が複数であるため意見や興味が異なることは決して珍しくありません。下手な聴き方をすると，一方だけ興に乗り，一方はしらけてしまう[12]ことになります。夫婦の意見が対立している場合，話を聞く姿勢としては，夫の意見もなるほどと思わせるところがあるし，妻の意見も十分納得できるという感じで，それぞれの立場になればそれぞれの言い分はもっともであるという立場をとります。そして，非言語的コミュニケーションを駆使して家族のそれぞれに肩入れしていきます。とは言っても，私もこの辺はうまくできているのか自信がないので，文献から，患者さんと家族が意見を異にして対立しているような例での方法を挙げたいと思います。

　精神科医の下坂ら[15]は次のような例を挙げています。

　　時にはいわばIP[筆者注6]の面前でほとんどIPそっちのけの，もっぱら両親の訴えをきくことに終始する面接時間が設けられてよい。(中略) もっともそういう席では，親の訴えに正面から耳を傾けながらも，ときおりIPに共感的な——共謀的なではない——微笑を送るといった工夫は必要である。ついでながらIPが一方的に喋り，親を詰るといった局面では，このうらがえしの，親への視線送りが必要になる。(p.26)

　また，臨床心理士の吉川[21]は次のような例を挙げています。

　　両親に強制的につれてこられたことがありあり見える態度を示していたA君 (21歳) は，両親と少し離れた端のイスに嫌々座っていた。治療者が両親と世間話をはじめても，そっぽを向いたままで，両親はその態度をチラチラ見ては苦々しい顔を一瞬示していた。A君もまた，そっぽを向く態度を示しながらも，治療者と両親をたまにチラチラ見ていた。
　　治療者はそんな雰囲気を察してか，両親の視線が治療者に向けられている時には視線を外さずに話を聞く態度を示し，ほとんどA君を無視して話し続けていた。ただし，両親がA君に向き直ったり，二人が視線を落としたり外

筆者注6) IPとはidentified patientの略で，患者さんと読み替えて支障ありません。

したりし，A君が治療者をのぞき込むようにしている時だけ，ほんの少し「ニコッ」と笑い返すことをくり返していた。
　（中略）
　治療者は両親がいかにA君のためを思っていろいろ対応してきたかを労い，A君の行為に関しては同情の余地さえないと考えるのが普通である，と両親の話に共感を示し続けていた。そしてA君とは一切話すことなく面接は終了に向かっていった。ただ一つ，A君に対しての「ニコッ」と笑いかけることの代わりに，ある時は，「さも困った様子」の顔つきや，「仕方がない」という顔つきや，「心配そう」な顔や，両親の話すエピソードに沿ったA君の心情に沿うような「顔つき」を，ごくごくまれに視線があった時にくり返し示していた。(p.45)

　なかなかこういうふうにするのは難しいですが，「問題の窓口」と話している時に，時々話が途切れたところで，ほかの家族メンバーにも視線を送るのも1つの方法だと思います。特に，「問題の窓口」と意見が対立している家族メンバーには気を使って視線を送ったり，こちらが話しかける時も，話しかけている相手との意見が対立している家族メンバーには気を使って視線を送ります。
　対立している二者，葛藤する二人，意見が異なる家族メンバーを面接する場合，上で挙げた方法はあくまで一例であり，きまりきった方法というのがあるわけではありません。ほかの方法を薦めている文献もあります。精神科医のリチャード・フィッシュ，ジョン・H・ウィークランド，リン・シーガル[13]は

　　二人，あるいはそれ以上の家族員が問題にほんとうに悩み，誰もが同じようにその解決を望んでいても，お互いの間に葛藤が見られる場合には，個人面接をすることで治療者の機動性を高めた方がよい。葛藤する二人——たとえば，夫婦——が面接中にお互いに争うようだと，治療者の機動性は妨げられる。それは治療者が面接時間中に喧嘩の仲裁に終始しなければならないからである。同じように，青少年と両親との合同面接では，十代の若者は親に対して好戦的（反抗的）になるか，あるいは反対に不機嫌になり，口をきか

なかったりすることが多い。このようなことは，良くあることである。そこで明らかにお互いの間に葛藤がみられるような家族の場合は，われわれは通常一般的なルールとして，めったに合同面接は行わない。別々に会うことによって治療者の機動性を増大することができるからである。

　さらに，合同面接では治療者は，どの家族員にも協力したいと望んではいるが，家族の中に意見の不一致がみられた場合には，絶対に誰の見方にもならないように気を付けるべきである。ましてや，その意見の不一致が大きく，激しい時は，特にそうである。この努力は家族の協力を得る際の治療者の発言や，提供できる理論的根拠の範囲を著しく制限してしまう。(中略) 治療者が争っている人々に個別的に自由に働きかけることができるならば，これらの制限は避けられるし，治療者の選択権はもっと増大する。結局のところ，われわれには好意を寄せてくれる人には協力しやすいという傾向があり，治療者も，別々に面接すれば，もっと自由にそれぞれの人に対して好意的になれるわけである。治療者が合同面接のみに固執するならば，この選択権を失うことになる。(pp.65-66)

　もう1つは，対立している者同士で，両者の意見の違いにはなるべく焦点をあてず，意見の一致している部分に焦点をあて，話題を広げます。目的など一致している部分に向けて協力関係ができるように二人の間にはいって調整をしていくようなやり方です。たとえば，患者さんである親を病院に入院させる，させないで兄弟間の意見が一致しない場合，意見の対立する二者の共通の希望である「患者さんが安楽に療養できるようにする」というものがあれば，その目的を中心に話し合いをおこなっていき，「入院させる」「入院させない」の二者択一の考えから話題を広げていきます。二者の対立が根深く深刻なものであるということがなければこういう方法も考えられます。

傾聴，共感について

　傾聴での注意点として，うなずきや非言語的メッセージにも強弱をつけることと，相手の言葉を使用することについて述べたいと思います。

　相手が自分の話題に興味を持ってほしいそぶりだったり，力の入っている話題であれば大きくうなずいたり，興味を持って「思わず」身を乗り出して話を聞いたりと，こちらのメッセージを非言語的に伝えることができます。また逆に，罪悪感を持っているような触れにくい話題であったり，こちらの質問したことが相手にとって答えにくいような場合にはうなずきも小さくしたり，興味のないそぶりで，その話題を重要視しないというメッセージを送ることもできます。

　相手の言葉を使用するとは，患者さんの言ったことを一部，そのままオウム返しにしたり，患者さんの用いる表現を，それが独特のものであったとしてもそのまま使用することです。この方法は，相手が何を言いたいのか確認する時にも使えます。

家族「いきなり妻が倒れたんでびっくりしたんですよ」
医者「いきなりですか」（少々驚いたように）
家族「その後急いで救急車を呼んだんですけど，ちょうど娘がいたからよかったですよ」
医者「娘さんがいたからよかったですね」

　下坂[16]は相手の話の重要部分を言語的に再確認することを重要視しています。

　　患者・家族の言表を好んで言語的に確認いたします。彼らの言表の一部をそのまま復唱することが多いのですが，要点を繰り返すこともあります。幼児がイヌを指してワンワンといえば，親はそうワンワンといって確認してや

る。われられは幼児時代は，このように大人たちから言語的確認をいっぱい受けて育ってきたのですが，この時期を過ぎれば，たとえば語学の習得といった機会を除けば，（中略）言語的確認は，患者・家族にとっては，ありがたい体験となるようです。この言葉による繰り返しの利点はさまざまに考えられますが，対象者に「聞き届けられた」という実感・安堵感を与えることと，治療者の脳裡に彼らの言表をよりよく刻みつけることができるという二点は確実です。(pp.52-53)

相手に対してどう返答してよいか分からない時も，消極的な考えですが相手の言ったことをオウム返しで返すと無難です。

共感は非常に大事な項目ですがこれほど難しいものもないと思います。相手の心情は完全には分かりえないですし，たとえ分かったとしても，どう声をかけたらよいのかはまた別問題となるからです。下坂[16]は共感について次のように述べています（••••は筆者による）。

　　事実，私は長年にわたって心理療法に従事してきたが，共感という言葉を念頭においたこともなければ，重要だと思ったこともない。それで別に不自由は感じてこなかった。もっとも他者の立場を知的に推量することは大切だと思っているが。(p.10)

より良い共感的態度を目指すために，相手の心情や置かれている状況について仮説を立てることと，「類推できる情報を整理し，話題の流れに無理がなければ，まだ話されていない話題であっても積極的に共感する」[20] (p.67) という方法があります。

次に，この2点について述べます。

仮説を立てることについてはのちほど詳しく扱いますが，相手の心情や立場をできるだけ想像することです。たとえば，寝たきりの家族を介護している家族であれば「大変だ」「がんばっている」などはすぐ共感として出るでしょう。そのほかにも「ゆっくり買い物もできない」「いつ肺炎など合併症が起こるか

心配」「医療費がかさむ」「周囲は自分の苦労を判ってくれていない」など想像してみることです。そして話題の流れに無理がなければ，まだ話されていない話題であっても，治療者の側から積極的な共感をおこないます。

　前述の例で言えば，「いつ肺炎などの合併症が起こるか心配」という話題が出てなくても，介護が大変という話の中で「いつまたいろんな病気を起こすかもしれないし大変ですよね」と共感することもできます（このコメントが相手の心に届くかは別として）。
　しかし，早すぎる共感は逆効果となる可能性があります。ただ表層的に共感の言葉を言ったと受け取られてしまいます。「それは大変でしたねぇ」と答えた時，相手が怪訝そうな表情をすれば，共感が早すぎた可能性があります。そういう時は急いでその状況を尋ねる質問に戻します。

　　家族「いきなり妻が倒れたんですよ」
　　医者「それは大変でしたねぇ」
　　家族「……」
　　医者「その時のことをもう少し詳しく教えていただけませんか」

　共感と同様，お詫びする場合についても早すぎると失敗してしまいます。
　たとえば，入院中の患者さん家族とは

　　家族「この間夕食後の薬が出てませんでしたよ」
　　医者「申し訳ありません」
　　家族「その時の看護婦さんにも言ったんですけど，調べてきますって言ったきり
　　　　　そのままほったらかしにされたんですよ」
　　医者「申し訳ありません」
　　家族「で，結局夕食後の薬はのまなくてもいいんですか」
　　医者「そんなことはないんですが……」（言葉に詰まる）

こんなやりとりになるかもしれません。お詫びするについても，早すぎると感

じたら,すばやく質問に切り替えます。

家族「この間夕食後の薬が出てませんでしたよ」
医者「申し訳ありません」
家族「その時の看護婦さんにも言ったんですけど,調べてきますって言ったきりそのままほったらかしにされたんですよ」
医者「えぇ?(少しびっくりしたように)もう少しその時のことを詳しく聞かせていただいていいですか」

　早すぎる共感やお詫びがまったくよくないというわけではありません。早すぎるという相手からのサインがあれば,こういう質問でのばん回の仕方があると覚えておくと役に立つかもしれません。また,お詫びが聞き入れられなかった時は,言い訳よりもまず質問に変えるほうがよいようです。

相手のルールに合わせること

　家族のルールとは言っても「これが私たちのルールです」と教えてくれるものではなく,家族の中の暗黙のルールといったニュアンスで捉えてください。吉川[20]によれば,

> 問題についての説明をする役割を取っているメンバーに対しては,他のメンバーはその窓口の役割のメンバーが話している限り「話題に立ち入らない」というルールが存在するとしましょう。治療者はこのルールに準じて,この問題の窓口の人との情報交換を続け,他のメンバーに対しては意図的に話しかけないようにするということになります。当然このルールに反する行為,例えば他のメンバーに話しかけようとする場合には,この問題の窓口のメンバーに許可を得てから質問をおこなうことが必要となります。(p.65)

　とは言っても普段私たちは家族のルールを観察する習慣はありませんし,そ

れだけになかなか見ようとしても見えないものです。そこでとりあえず，「社交の窓口」「問題の窓口」「問題の決定権を持つ者」について仮説を立てていきます。そして，「出会い，自己紹介」の項目でも出てきた「社交の窓口」を中心に挨拶をし，「問題の窓口」から問題を聞きだし，最後，「問題の決定権を持つ者」に決定をしてもらいます。これは非常に単純化した説明ですが，誰を窓口として何を話すのかというところは意識すべきです。もちろんすべての役割を家族のうちの一人だけがになっている場合もあります。

　外来通院中の患者のことについて相談とのことで患者の妻，長男，長女，次女が入ってきた。長男が家族の先頭に立って入室し，主治医に挨拶した。主治医も長男を中心に挨拶，自己紹介をした。主治医はこの時点で，長男が「社交の窓口」と仮設を立てた。
　主治医は家族を見回しながら「どうされましたか？」と質問した。すると，長女が患者には最近火の消し忘れや異常な言動など認知症様の症状があるという問題を説明した。ほかの家族メンバーも長女の話に合わせてうなずいていた。主治医は長女が「問題の窓口」となっていると仮定し，主治医は長女のほうを向いて問題となっていることについて話を聞いていった。ほかの家族メンバーは話に入ってくる様子がないため，主治医は長女の話を聞くことに集中しているという態度を見せた。
　妻が話に詰まると長男がその後に話を続けるというパターンが見られた。そこで主治医は妻が話に詰まったところで，長男のほうへアイコンタクトを送り，「そのことで長男さんは何か意見はありませんか」と話を促した。

関係づくり(ジョイニング)がうまくいっているかどうか

上述した3つの方法を面接の中に入れ込んで,家族との良好な関係づくりをしていきますが,それがうまくいってるのかどうか,関係づくりが十分なされているかどうかという指標といいますか,感覚は,慣れていない私たちには非常に判断が難しく感じられます。このことについて臨床心理士の吉川と東[23]は次のように言っています。

> 初心者の場合は,ジョイニングの技術なり考え方をまず学習した上で,「どこで完成したのか」ではなくて,面接しているときに,患者・家族に対して自分が否定的な感情があるかどうか,それでいいと思う。それで,否定的な感情が患者・家族に対してなくなっているときというのは多分ジョイニングがうまくいっている。否定的っていうのは,懐疑的という意味を含むもので,その家族のことがよくわからない,どうしてこうなったのかよくわからない,といったものを含む。自分の観察している範疇で,どうも思ったとおりのコントロールができないとか,治療に必要な話の流れがつくれないとか,違和感がある。それはうまくいってないことの象徴だと思う。違和感がなくて,患者・家族に対して,好意的とまではいかなくても,否定的に見ることはないこと。何より話をしていてこっちが楽にふくまえたり,しゃっべていて楽だなあという感じがあれば,もうどんどんフランクになれる。
> これがチェックポイントであって,「ジョイニングのテクニック使ったかなあ」,「トラッキングやったかなあ」,「これもやった,あれもやった,よしっ」ていう感じではない。治療場面でいろいろなことをしているけれども,何か「しっくりいってない」,「おかしい」という感じとか,治療者が相手のことを「悪い」,「難儀やなあ」と感じる時は,上手くいっていないと思う。少し難しいのは,「かわいそう」と感じてしまうとき。「この人ってかわいそう」,「このお母ちゃんかわいそう」ということは,基本的には良くない。「かわいそう」というのは難しい表現で,ある程度どんな場合にでもおこる感情だと思う。
> (中略)
> 初対面の患者や家族に,最初おとなしそうに気を使いながらしゃべってい

るけれど，面接の途中からズバズバ言いだしたりする。そのターニングポイントは何かといえば，治療者が楽になったとき，それしかないと思う。オーケストラじゃないけど，波長が合ってきて，治療者も患者・家族に対して変な考えとかもないし，患者・家族もそういう感じがあって，笑いがあったりいろんな感情があって，それから遠慮なくズバズバ言いだすと思う。逆に引っ掛かっているからといってズバズバ言いだすのはよくない。それは，経験的に言って早すぎることが多いし，やってみたが失敗している。(pp.86-87)

正直なところ，特に医療不信を持っている相手や，直接苦情を言ってくる相手に対して否定的な感情を持たないというのは難しいのですが，少しでも相手の事情を考慮して，「それだったら医療不信になるのもしょうがないな」となるべく思えるようになるまで話を聞けたらと思っています（たとえそれが，悪い偶然が重なった誤解から，医療不信が生じたとしても）。でもやはり，完全には否定的な感情はなくならないので何とか相手に対する怒りが抑えられるようにと心がけています。

仮説設定について

私たちは日常的に診断の仮説を立て，それに基づいて患者さんへの質問をすることが多いかと思います。ここでの仮説設定は，家族を何かしら「診断」するというわけではありません。ではなぜ仮説設定をするのでしょうか。

一昔前，「ウォーリーを探せ」という絵本があって，小さな，たくさんの似たような人の中から一人だけいる本物のウォーリーを探すというものでした。たとえ目には映っていてもそこにウォーリーがいることを知っていて，意識して探さなければ見つけることはできません。おなじようにたとえ目の前で家族のパターンや役割が示されていても，それを見つけるようにあらかじめ意識して仮説を立てて見なければ，「発見」することはできません。

仮説設定のために治療者はどんな方法であれ，家族に対する何らかの仮説を持って面接に臨むべきです。ただし，「仮説」という名前がつくと大層なものを想像されることが多いかもしれませんが，面接をおこなう前の仮説は，治療者の「漠然とした」「いいかげんな」「勘に頼った」「あいまいな予想」という程度のもので充分です。[20] (p.263)

　では，どのような仮説を立てるかということになりますが，1つは，家族の役割，すなわち「社交の窓口」「問題の窓口」「問題の決定権を持つ者」についての仮説，もう1つは特に，クレームを言う，こちらへ対立的な相手である場合になぜそういう行動をとるのかについての仮説です。特に2番目の仮説の目的は，相手についてのネガティヴな感情を解消するために立てます。つまり，「あなたが私に対してそういう行動や態度になるのも一理ある」と思えるような仮説を立てます。臨床心理士の東[7]によれば「これまで，相手にネガティブな感情を持ったままの治療はほぼまちがいなく失敗している」(p.84) とのことです。ただし，直接相手に理由を尋ねるといったようなことはすべきではありません。また，経験的にも患者さんとのコミュニケーションのうまい医療従事者は，相手の心情についての仮説の立て方が上手であるように思います。

　では，いったいいつから仮説を立て始めるのかといえば，最初に相手についての情報が入ってきた時からです。初めて相手と会った時からかもしれませんし，紹介状が先に届いていればそれを読んだ時点から，仮説設定は始まります。

■仮説は仮説

　仮説はあくまで仮説であって真実ではもちろんありません。最終的な目的は，仮説をブラッシュアップさせて役に立つ仮説につくり上げることです。だからもちろん，仮説の内容は真実とかけはなれていてもかまいません。役に立つ仮説とは，その仮説を持って相手と対話すれば，自分も相手もストレスなく対話が広がることだと考えます。

■情報収集を徹底的に

　家族が医者に話すことに限りがあることは経験的に分かると思います。普通，病気と関係のない家庭の事情をどんどん医者に話すというシチュエーションはめったに見られないと思います。むしろ，ナースなどのコ・メディカルが重要な情報を持っていたりします。「医者が家庭内の情報を得ること」の限界を自覚しておくべきだと思います。

　また逆に，あえて医者に家族の事情を話すということが起これば，それ自体が大事な情報となります。家族の中での競争に医者を巻き込もうとしているのか，家族の要求をのんでくれるように医者を説得するためなのかなど，医者に言うというコンテクストを考慮すべきです。

■想像力よりも柔軟性

　仮説についてもう1つ注意することは，仮説を1回立ててしまうとどうしてもその仮説から離れられなくなってしまうことです。つまり，すばらしい仮説を立てようとすることよりも，どんどん仮説を変化させていく柔軟性のほうが重要です。新しい情報が入って古い仮説との矛盾が生じればどんどん仮説をバージョンアップさせていきます。しかし，最初のころは分かっていてもなかなか難しいところです。慣れないうちの仮説は「○○○かも」や「△△△かな」くらいで断定的な表現を用いず考えることも1つの手です。

■仮説についてのつけたし

　1つつけたすとすれば，同じ仮説を持ったとしても，Aという医者にとっては役に立つ仮説でもBという医者にとっては役に立たないという可能性があります。また仮説を持つことで，おそらく意識していない態度や表情などの非言語的メッセージや，何げないひとことに影響を及ぼすと考えられます。そしてその仮説からの影響は，その人のもともとの価値観や信念にも大きく依存することが考えられます。その意味でも，仮説は真実を言いあてたり真実を知るためでなく，役に立つか立たないかでその内容を改訂していくべきです。

流れにまかせる

　仮説設定のところとも少し関連があるのですが，今度はこういうことについて家族と話そう，家族はこう思っているかもしれないからこういうふうに言ってみようなどと事前にいろいろと考えたりするわけですが，話の流れとその事前に思っていた内容が合えば問題はありませんが，話の流れに合わない場合は，思いきって話の流れにまかせて対話をしたほうが経験的にうまくいくようです。無理に話をこちらの都合に合わせると結局うまくいきません。そういった仮説はいわゆる「役に立たない仮説」だったということです。

　また，医療面接ですすめられている流れでは，まず，オープンクエスチョンを行い，数分間は患者さんの話を医者は黙って聞くべきであるとされています。しかし，それも話の流れやその場の雰囲気で対話をするほうがうまくいきます。面接の形式には縛られないほうがよいようです。これもつまり，医療面接の形式というルールに患者さんを合わせさせるのではなく，患者さんの持ってきた会話の流れに自然に合わせていくという，相手のルールに合わせる行動の一環でもあります。

合わせる，合わせない

　ある程度関係ができるまでは徹底的といってよいくらい，相手の枠組みに合わせるようにします。そして少しずつ，こちらの意見や主張を出していきます。そして少しずつ慎重に，相手のルールに合わないこともおこなっていきます。つまり，慎重に，少しずつではありますがこちらの枠組みを出していきます。しかし，合わせないばかりだと相手との心的距離が遠くなってしまいますので，イメージとしては相手の枠組みに合わせたり，合わせなかったりという態度をいったりきたりすることになります。

たとえば、昔からの親友のような、しっかりした信頼関係を持つもの同士であれば、フランクに自分の意見を言えますし、相手もそれを聞いてくれます。しかし、初対面であれば、相手の態度や初対面の人間に対する接し方などの様子をみながら、遠慮がちに、少しずつこちらの意見を言ったり、様子を見ながら砕けた態度になっていったりすると思います。それと同じで患者さんや家族との関係がどの程度つくれているか様子を見ながら、徐々にこちらの意見なども言っていきます。まだまだ十分な関係でない時ならば、ごく控えめに、遠慮がちにこちらの意見を提案することになるでしょうし、逆に十分良好な関係をつくれていれば、多少押しつけがましくこちらの意見を主張しても相手に聞いてもらえます。関係が十分でない場合にそんなことをすれば、患者さんとの関係は悪化してしまうでしょう。

　ただし、今、自分が患者さんとどれくらい関係をつくれているかというのはまったくの予想といいますか、自分の主観的な感覚に頼るしかありません。この辺については「関係づくり（ジョイニング）がうまくいっているかどうか」の項を一緒に参照していただけたらと思いますが、相手の表情や、しぐさなどの非言語的メッセージに敏感になり、なおかつ相手の言葉がどういったコンテクストで発せられているかに集中しなければなりません。この辺は経験を積んで習得するしかないかもしれません。

面接の展開はできるだけさまざまな可能性を予測しておく

　面接で経験を積んでいくと、ある程度変化の予測が立ってくるようになりますが、それと同じくらいの割合で予測と異なる経過となることもあります。これくらいうまく家族のルールに合わせることができたなら、これくらいは次回はリラックスして家族と面接できるだろうと予測していたとして、実際はそれほどリラックスした雰囲気でなければ、「面接は失敗だった」と判断してしまうでしょう。しかし、ここで失敗したと判断するよりは、予測の幅を広げるほ

うが実際の面接では役立つように思います。つまり，これくらいリラックスした面接ができるかもしれないし，まったく初回面接と緊張感は変わらないかもしれないし，どれくらいの程度でも（関係の良好さを）とりうる，という姿勢で接するのが経験的によいようです。正確に言えば，予測ではありませんが，関係の良好さという尺度で，次の面接ではどれくらいの程度にも変化しうることを頭に置いておき，相手がどのような態度でも対応できるつもりでいることです。

それに加えて，後で出てくる逆説処方をおこなった後についても相手が指示に逆らう場合と指示通り動く場合のどちらも頭に置いておきます。

家族以外の集団との対話の仕方

家族以外の集団と話す時も，基本的には家族に対する場合と同じと考えてよいでしょう。つまりは，相手の暗黙のルールを見つけてそれに合わせるようにするということです。まずはその集団の中で，「社交の窓口」「問題の窓口」「問題の決定権を持つ者」となっている人物と接触していきます。そして，どんな不合理なルールであろうと，その集団のルールとなっていることに異議を唱えないようにしなければなりません。

たとえば，医者が新しい職場に赴任した時にも，その新しい職場のルールに従い，仲間と認められるまでは決してそのルールに逆らわないようにします。たとえどんなに不合理なルールがあっても，革命家になろうとは思わないようにすべきです。臨床心理士の吉川[22]は次のように述べています。

> 通常のコンサルテーションであれ，解決思考のアプローチによって解決のポイントに焦点を合わせる場合であれ，コンサルタントが解決を創造する方法を行う場合であれ，その事例にとって適切な変化のポイントを探し出すことが重要だとされている。しかし，集団での問題を扱う場合，適切なポイン

トを探し出すということは困難である。また，集団の相互作用を変化させるためには，一部分的な変化がその後大きく波及することが不可欠となるため，ある変化が他に波及する可能性までも予測しなければならないことになる。しかし，集団の動きを予測することは，ほとんど不可能であり，よほど手慣れていない限り波及効果は予測不可能である。こうした集団の問題を扱う場合は，解決のポイントとなる可能性のある部分への介入を重層的に行わねばならない。（中略）

　集団の問題に対するコンサルテーションでは，特定の行動や対象者の変化を期待されてはいるものの，その部分に対応するだけでは何の解決にもならない。むしろ，主要な集団とその集団に関与するシステムを抽出することによって，集団にかかわる全体を変化の対象とすべきである。極論するならば，従来の精神療法が患者個人を変化の対象とし，患者自身に変化を導入しようとしたことに対して，システム論的家族療法では患者を取り巻く家族をも含めた中での変化を導入することによって患者に変化を生もうとした。これと同様に，ある特定の集団の変化を導入するためには，その集団にかかわるより大きな集団に変化を導入することによって，対象となっている集団の変化を生もうとするわけである。(pp.94-95)

心理学的tipsのつけくわえ

■バランス理論

　三人の人間関係を簡単な図で説明するものにバランス理論というものがあります。それは次のように示されます[8]。

1　私の友人の友人は，私の友人だ。
2　私の友人の敵は，私の敵だ。
3　私の敵の友人は，私の敵だ。
4　私の敵の敵は，私の友人だ。(p.192)

　これを発展させ，数をどんどん増やし，一般則まで拡大すると結果は2つの対立集団となります。つまり，どんなにたくさんの友好関係，対立関係があっ

ても，2つの対立集団まで簡素化されます。

　ここでこのような考え方を出したのは，家族メンバーの間で意見の不一致がある場合，自分（医者）が今，誰に味方して，同時に誰を敵にまわしているかという判断に役立つからです。たとえば複数を相手に話をしている中で，自分があるメンバーに味方をすることは，同時にほかのメンバーの誰の味方になることになり，誰と対抗することになるのか考えるのに参考となります。妻と夫が対抗的関係の家族で，妻と長男が友好的である場合，長男と友好的になるということは同時に夫と対抗的な関係になる可能性を表します。

■隠された前提のある質問，選択肢の錯覚

　話をする時や指示を出す時，前提となっていることについてあまり意識をすることがないと思います。そういった時，意図的に相手に伝えたいことを前提として話をすることで，相手に抵抗なく受け入れてもらえる可能性が出てきます。たとえば，「今日，検査をしますか？　それとも後日，もっと落ち着いてから検査をしますか？」と言うような場合です。どちらにしても「検査をする」ということが前提となった質問となっています。ただ単に「検査をすべきです」と言う場合と比べると，検査をしようかするまいかと迷う可能性が低くなります。それに加えて，自分で自分の行動を決定したという主体性を持たせることができます。

　これを利用して，こちらから提案する場合，相手が主体的に選択できる余地をあたえると抵抗にあいにくい場合があります。

■言いにくいことには前置きを添える

　臨床医学の現場では，どうしても伝えなければならないけれども伝えにくいことが次々に出てきます。悪い予後を伝える時に限らず，患者さんが病気のせいで問題行動を起こしたりすることなどがあります。そういう時に前置きを添えて話すと，少しは話しやすくなります。

　たとえば，「実は，非常に言いにくいことなんですが」「こんなことを言うと

気を落とされるかもしれませんが」などを使用してみるのも1つの方法です。特に悪い結果を伝える場合，前置きなしにただ結果だけを言うと相手に冷たい印象をあたえかねません。場合によっては「こちらの気持ちを考えてくれてない」というイメージを持たれてしまいます。前述のような前置きや，前置きの後に少し沈黙をおくと「言いにくいことを，ためらいながら伝える」というコンテクストで伝わるでしょう。こちらが相手に対し，せいいっぱい気を使っているというメッセージが伝わるようにというところを目標にしましょう。

　また，相手が不快に思うかもしれないという話題や質問をする場合，「こういうことを言うと不愉快に思われるかもしれませんが」，「こう言うと失礼にあたるかもしれませんが」という前置きも役に立つかもしれません。

■ワンダウン・ポジション

　対称的関係と相補的関係でも少し触れましたが，医者が患者さんや家族より一段下の立場になって接すること，言い換えればへりくだって接する態度です。普通の医者の立場であれば，有能で患者さんへ指示を出す一段上のポジション，または一緒に治療方針を考える平等な立場ということになるでしょう。このワンダウン・ポジションでは，医者は患者さんへ指示を出す代わりに行動をお願いをするということになります。また，ワンダウン・ポジションとなるには，医者が無能宣言をしてしまうことです。つまり，患者さんや家族から要請されたことが不可能で，対立的になりそうな時「われわれの力不足で対処できず申し訳ありません」「お役に立てず申し訳ありません」と言って謝ってしまうことです。

　精神科医のリチャード・フィッシュら[13]によれば，

　　患者たちの中には，権威や，専門的な立場に反応を示すものがある。もしそうであれば，この態度は有用である。しかしながら，われわれの経験では，治療者が続けて，一段上の立場one upあるいは権力的な立場をとっているように見られると，クライエントの素直さはむしろ著しく減少する。（中略）

われわれの経験では、クライエントが権威に対して反応を示すことはむしろ稀である。そして、最初にどちらの立場をとるのが最適かはっきりしない場合は、一段下の立場から一段上の立場に切り替える方が、その反対をするよりも楽である。(pp.61-63)

■逆説指示

心理療法やカウンセリングで使われる指示で、たとえば強迫神経症の患者さんで強迫性の手洗いが治らないという時に、治療者が患者さんに対し、「もっと手を洗うように」と症状を奨励し、治療者に逆らって症状行動をやめることを意図した指示のことです。

もう少し例を挙げると、食事のカロリー制限の指示を守らない糖尿病患者さんに「急な食事制限や体重減少はリバウンドを起こすから絶対にこちらが指示するまで食事制限をしないように」というものや、上手に休むように言われても、ついつい自分の許容量をこえてがんばりすぎ、うつ状態となる人に「今の状況を急には変えないように、しばらくは今まで通りの生活を続けてください」というのも見方によっては逆説的指示だと言えます。

ここで注意点としては、患者さんは指示に逆らうか、指示通りに動くかは分かりませんから、指示通りに動いても困らないような、指示を出すようにします。暴力を振るう患者さんに「もっと暴力を振るうように」という指示は決してしてはいけません。

治療的パラドックスについてセラピストのJ・ヘイリー[10]は次のように述べています。

> 心理療法をくわしく記述してみると、あらゆるタイプの心理療法が共通して持っている一つの因子は治療者が患者にさまざまなパラドックスを与えてゆく過程であろう。(中略)
> たとえば、師は僧の頭上に警策を振りかざし、"この杖が実在するというならば汝を打つ、実在せざるものというならば汝を打つ、答えざれば汝を打つ"という。僧はこれまでの問題の解決の方法で解こうとするかぎり、"不可能"な立場におかれる。彼はパラドックスにおとしいれられている。しかし、彼

は答えねばなたず，さもなければ打たれて屈辱をこうむらねばならぬ。
　老師の立場からすれば僧がこれまでおこなってきた現実の概念化の方法をうち破ってそれから開放させうるようなパラドックスを与えたのである。与えられたパラドックスは次のごとくである。師はこの状況を僧の現実の概念を変えさせるようなものであると定義づけ，その枠組みのなかで僧のもっていた現実の概念——ものごとは実か虚である——との師の命ずることは常におこなわねばならぬ前提を持ち続けることをすすめている。しかも同時にそれを続けることがひどく苦痛であるような状況も設定している。僧がこの問題を解く唯一の方法は変化をおこすことのみである。すなわち，そのような前提を捨て，師との関係についての前提も放棄せねばならない。彼は遂に警策をつかむことによってこれをなし遂げる。（中略）
　老師はいままで本書で述べられたあらゆる心理療法を通じてみられるものと本質的には同じパラドックス状況に弟子をおとしいれている。心理療法家も，（a）治療的変化がおこるべき状況として，思いやりのある枠組みを設定し，（b）患者が従来の行動をとることを許すかまたは奨励し，（c）患者が従来の行動をとる限り続くであろう苦行を与える。(pp.215-216)

　もう1つ，逆説指示で注意すべきことは，あらかじめ，逆らうことを期待して逆接指示を出すにしろ，相手が納得できるような理由づけなり枠組みで指示を出すことです。たとえば，アルコールをやめさせようと，ただ逆説指示になるように「アルコールを摂取するようにしてください」と指示してもあまり効果は期待できないでしょう。「アルコールを急にやめると離脱症状が出るかもしれないので，必ず○○くらいのアルコールを摂取するように」ともっともらしい説明をつけるなりして相手を納得させるようにします。

第5章
面接の障壁

　大学の医学部を卒業し，研修医として患者さんを診るようになり，医者としての経験を積んでいくに従って医者としてのアイデンティティを確立していきます。つまり意識的にも無意識的にも医者として社会で期待されているような役割，態度をとるようになります。そしてその役割行動の中には必然的に医者と患者さんのコミュニケーションを阻害するものが含まれています。そのような事柄について考察していきます。

オープンクエスチョンで面接を始める

　医療でのコミュニケーションを扱う書籍などでは，こう書いてある場合がほとんどだと思います。「質問には，開かれた質問と閉じられた質問があり，まずは患者さんの訴えを開かれた質問で尋ねる」という具合にです。そして，その理由として開かれた質問（オープンクエスチョン）のほうが，患者さんが自由に話しやすく，閉じられた質問（クローズドクエスチョン）では医者の考えが患者さんの訴えを制限してしまい，患者さんが自由に話せなくなるためだからというように，クローズドクエスチョンを最初から使うことへの警告が示されています。しかし，実際の診療ではあまりこうした形にこだわらず，臨機応変に質問をしている臨床医がほとんどだと思います。

たとえば、お腹が痛そうで、そこを押さえながら診察室に入ってきたとします。そうした場合「お腹がどうかされましたか？」とか「大丈夫ですか？」などの言葉が出てくるのが自然でしょう。

　また、事前に予診をとってあることも多いので、それを見ながら、または紹介患者さんでは紹介状を見て患者さんの話を聞きますからそういう時に、オープンクエスチョンから始めると場合によっては患者さんは当惑するかもしれません。むしろ、書いてある主訴から「○○なんですね。これはいつごろからですか？」などと始めるほうが面接の流れとしては自然でしょう。

　ただ、実際のところ最初にクローズドクエスチョンを用いるのは、面接の主導権を保持して早いペースで、効率よく病歴をとるためだと思います。ゆっくり話を聞けない日々の外来診療では、下手にオープンクエスチョンで自由に話させずにすませるのが無難な場合があります。理想的な医療でのコミュニケーションを考えれば、すべきでない行為ということになるでしょうが、私個人の考えとしては、そういう対応でも問題ないと思います。しっかり話を聞くべき人に対しては、自由に話をしてもらってしっかり話を聞き、そうでない人には効率を重視して問診をおこなうということです。むしろゆっくりと話を聞くべき人を選別し、そういう人に対して時間をつくることのほうが大切であると思います。

　オープンクエスチョンで、患者さんにまずは自由に話してもらうという状況を考えてみます。医者に言いたいことがたくさんあるといった人の場合には、たとえ話が脱線したり、話がとまらなかったりしても、だまって聞くのはもちろん、適切な場面でうなずいたり、話を促したりとただ、だまって聞くだけでは自由に話させたことにはならないように思います。もっとよくないのは、自由に話をしてよい雰囲気を非言語的メッセージで出しておきながら、話を聞かなかったり、中途半端にさえぎってしまうことです。時間的に余裕がないならばはじめからクローズドクエスチョンで話が脱線しないように、面接すべきだと思っています。

患者さんが十分納得できるように病状をきちんと説明すべきである

　研修医時代，私は次のように考える傾向がありました。それは「きちんと説明すれば患者さんや家族は理解して納得してくれる。納得してくれないのは，きちんとした説明がされていないからだ」。つまり納得できるようにするには説明が詳しく，理解しやすいようにすることが大事であるという考えです。よく，医療面接の本で書いてあるような，「専門用語を使わず分かりやすい言葉で，分かりやすい表現で説明をすべきである」が正に重要であるというわけです。もちろんこうしたことに注意を払うことは大事ですし，それは否定しようがないでしょう。しかし，きちんとした説明さえすれば誰でも納得してくれるのか，納得してくれないのは説明が悪いからなのかというところは考えが変わっていきました。

　急変をした患者さんの家族は，説明が分かりやすければ100％納得してくれるでしょうか。治療の結果が悪くても適切な説明をすればみんながみんな納得をしてくれるでしょうか。現実にはそんなに甘くないと思います。たとえ医学的に「正しい」説明をしても，客観的で「分かりやすい」説明をしても納得してもらえない時には納得してもらえないというのが現実だと思います。なぜこういうことが起こるのか考えた場合，病状をきちんと説明するというコンテンツ（内容）のみにこだわって，その説明されているコンテクストに着目していないからであると考えられます。患者さんが「きちんと説明してほしい」「納得できるように説明してほしい」と言った場合，そのコンテンツのみに注目すれば，とにかく説明内容を詳しく，分かりやすくという部分に重点を置いて説明をすることになると思います。しかし，患者さんに説明をするその状況，コンテクストを無視していては患者さんからの納得は難しいと思います。逆に，極端な例を挙げれば医者と患者さんにしっかりした信頼関係があれば多少医者の説明が下手であろうと患者さんは納得してくれるということです。ここで，しっかりした信頼をつくれと言いたいのではありません。そもそも医者と患者

さんの二者関係だけでしっかりした信頼関係ができるのではなく，社会的に医者という立場がどう構成されているか，医療行為について一般のイメージはどういうものかというところまで関連してきます。ここではそこまで考えず，要するに，患者さんが医者の説明に納得するかしないかは，その説明がなされるコンテクストにも依存するということです。

患者さんが安心して何でも話せるようにしなければならない

医者の前で安心して話せることは，患者さんにとって簡単ではないことは私たちにも想像することができます。それは，医者の態度が良い，悪いに関係なく，社会的につくられた医者というものの立場やイメージ，それだけに限らず，患者さんが医者にかかるというイメージ自体も，安心して何でも話せるというのにはかけ離れています。医者も患者さんが安心して話せるように努めているという方が大半だと思います。しかし，それを完全に達成する難しさは感じていると思います。世間の常識として「医者の前で話すべきこと」「医者の前では話すべきではないこと」が存在しており，大半の患者さんはその常識に沿って行動しています。医者のほうにとっても，患者さんが話題をある程度自分で制限していることによって問診に余計な時間がかからないため利益を得ているところがあります。

たとえどんなに努力をしても患者さんが安心して話すにはほど遠いとすれば，こういった努力は本当に必要でしょうか？　これに対する答えは，医者が「患者さんが安心して話せるように配慮をしている」というメッセージが伝わればよいと思います。たとえ患者さんが何でも話せるということにならなくても，医者が気遣っているというコンテクストで患者さんが捉えてくれればよいと思います。同様に，患者さんがリラックスして話せるように気をつけるべきというのも，患者さんが「医者が患者さんをリラックスできるよう気遣っているというコンテクストで話を聞いている」というところを目標にしてよいので

はないかと思います。同様に、よくある共感コメントの「それはつらかったですね」「それは大変でしたね」といったものも、医者が患者さんへ気遣っているというコンテクストが伝わることで十分であると思います。医者に話しにくいこともパラメディカルには話しやすい、パラメディカルのほうが家族や生活のことをいろいろ患者さんと話しているというのはよくあります。パラメディカルの情報から患者さんや家族の意外な一面を知ることもめずらしくありません。ですから、診療上の情報は医者がおこなう問診で事足りるでしょうが、それ以外の情報についてはパラメディカルが、医者からは決して引き出せない情報を持っています。そういった情報にも貪欲になるべきでしょう。

あくなき原因の追究

　日常診療で、患者さんはさまざまなことを医者に相談してきますが、その問題解決のため、医者の立場として原因を見定めるために質問をおこないます。普段われわれがおこなっている診療行為というものはその原因を究明し、原因を除去し正常に戻すことで成り立っています。原因を究明するために質問をすることはある意味、自然なことであり、特に臨床にたずさわっている者にとって診療の原則となる思考様式です。このような、原因が存在することによって結果が生じるという考え方を「直線的因果律」と言います。普段の生活でもこの「直線的因果律」で考えることは自然であり、それによって受ける恩恵も無視できません。また、これと異なる考え方として「円環的因果律」というものがあります。この例で思い出されるのは、卵が先か、にわとりが先かという議論です。つまり卵はにわとりの原因でもあり結果でもあり、にわとりは卵の原因でもあり結果でもあるという、原因と結果がぐるぐるまわるような見方です。

　なぜこういった「直線的因果律」と「円環的因果律」というような思考形態を出したかといえば、たとえば日常診療で、発熱の患者さんの治療をしようと

した場合，直線的因果律の考え方で発熱の原因をさぐり，その原因に対して治療をすることで問題解決をおこないます。一方，その発熱をおこしている患者さんの介護者も倒れたといった場合，患者さんが発熱をおこしたから介護者が倒れたのか，介護者が倒れたから患者さんが発熱したのかは知るよしもありません。それについて，いくら一生懸命「直線的因果律」で原因を考えても解決には至りません。むしろ，その患者さんと介護者が相互作用として密接に関わっており，どちらかに変化が起これば，もう一方にも変化が起こりうるだろうということは想像できます。だから，その解決のためには，その相互作用を利用してどちらかに変化を起こし，もう一方が変化を起こすのを見届けることになります。ここではごく単純な例を挙げましたが，もっとややこしい例では「直線的因果律」で考えていくべきか「円環的因果律」で考えるべきか意識することが役立つかもしれません。特に人間関係では，自分以外の人間を原因とすれば，当然解決にもつながらず結果も相手にネガティヴな感情を持つだけになってしまいますので「円環的因果律」のほうが有用である場面が出てくるかもしれません。つまり，他人を変化させるより，自分が変化するほうがよほど簡単というわけです。これはどちらかがよくてどちらかが悪いという考えではなく，どちらの考え方も自由自在に採用できれば理想的だと思います。

指示することの難しさ

　診療では治療として，薬を処方したりする以外に口頭での指示を行いますが，その指示の影響というものを考える機会はあまりないと思います。患者教育として，十分に内容を吟味されたものもあれば，ちょっとしたアドバイス程度のものまでありますが，相手に対し，どういったコンテクストで伝わっているかというところまで想像力を働かせることはあまりないと思います。
　実際によくある会話として「ストレスが原因のようですからなるべくストレス解消をしましょう」というアドバイスがあるかと思います。私自身もこう

いったアドバイスをよくしていましたが，はたしてこれが患者さんにとって利益になるのでしょうか。そもそもうまくストレスを解消できているならば，ストレスが問題となることはないでしょうし，そのできていないことをやるようにという指示では，かえって患者さんの無力感を助長する可能性があります。同様に「あまり気にしすぎないように」などという指示も，日常会話としてならば問題ないですが，指示として出す場合は気をつけるべきです。

　もう1つは，指示に従えていないことを指摘する場合，相手のことを責めるコンテクストでその話題が展開してしまうことを考慮すべきです。「食事療法ができてないですね」「塩分を摂りすぎですね」というような，何げない一言でも相手を責めていることになりかねません。だからといって悪いところを注意するなということではないのですが，こういった注意をしても問題ない状況なのか，それとも相手を少しも責めるべきでない状況なのか，判断すべきです。

よくあるパターナリズム批判

　悪名高いパターナリズムですが，時にはこのパターナリズムも患者さんとのコミュニケーションをとる上で，効果的であることを経験した方もいると思います。特定の状況によっては医者が患者さんの治療の決定者として，かつ保護者としての立場で接することでよりよい決定ができたりということもあるかと思います。患者さんが望んでいれば，あえてパターナリスティックに振る舞う演出というのも有効だと思います。問題は，患者さんがパターナリズムで接してもらうことを望んでいるかどうかというところでしょう。なかなかそこは分からないので，やはりはじめての患者さんには，先にも述べたようにワンダウン・ポジションで接するのが無難でしょう。

思いやり,やさしさ

　従来からの医療のコミュニケーションで重視されるのは,思いやりややさしさといった面でしょう。たしかにコミュニケーションがうまい人には,思いやりややさしさにあふれた人柄がたくさんいらっしゃるかもしれません。しかし,コミュニケーションがうまくなるために,思いやりややさしさというものを鍛えようと思ってもどうしようもできるものでもありませんし,思いやりややさしさがないと注意されても,注意されたほうがそれで行動を改めるとは思えません。思いやりややさしさは大事な因子かもしれませんが,思いやりややさしさを持って接するようにというアドバイスはそれ自体,何のアドバイスにもなっていないのに等しいと感じます。むしろ相手がどう考えているかという想像力や,こちらの発言に対してどう反応しているかという観察力のほうがはるかに重要だと考えています。

第6章
どのようにコミュニケーション技術を身につけていくか

　先に紹介したような考え方やものの見方はたしかにこれまでと違った発想をあたえ，実際臨床の場面でも役に立つ可能性があるかと思います。話の内容，すなわちコンテンツにこだわりすぎていて対話の硬直した状態で，コンテクストに注目して関係を変化させることができたり，同じく対話が硬直した状態で対話相手との関係を対称的とみた場合，それを相補的に変えるよう，関係性だけに集中して自分の態度を変化させ，その結果相手の態度をも変化させることができます。

　と，説明上はこのような理屈が成り立ちますが，いつもうまくいくわけではないですし，初めからこういった思考をすることは不可能に近いでしょう。

　ではどういうふうに技術を身につけるか，という問題になります。近くにスーパーバイズしてくれるようなプロがいれば問題はないでしょうが，なかなかそういう環境にいる場合は少ないでしょう。

　結局は，まねしやすいところから見よう見まねでやってみる。実地でやって，いまいち効果がなければ（はじめのうちはほとんどですが）反省し，修正してまたやってみるという繰り返しになります。そして少しずつ，より難しい技術を試していきます。試す中でだんだん自分なりのスタイルや解釈も出てくると思います。経験を重ねるうちに家族がどういうふうに変化していくか予測

もつくようになってきます。

　これまで書いてきたこととだいぶ重複しますが，私自身，どのように身につけていったのか紹介してみたいと思います。

❙ 相手の言葉をオウム返し

　まずどこから手をつけたらよいか思いつかなければ，意識して，相手の使用する言葉を使ってみるのが手っ取り早いかと思います。何より，実行しやすいというところがポイントです。どういうふうに返答をしてよいか分からない時や，そのまま共感コメントをすべきか迷うような時にも使えます。

　　Pt　「お腹から胸のあたりが何とも言えないような，すっきりしない感じなんですよ」
　　Dr 1「痛みという感じですか？　それとも胸焼けするような感じですか？」

というふうに，ついつい症状として医学的に診断があてはまるように聞いていくのが普通ですが，そこをあえて

　　Dr 2「なるほど，すっきりしない感じなんですか」

と相手の言葉をそのまま返すようにしていきます。たとえばこの場合であれば，

　　Dr　「もう少しどんな感じか詳しく教えていただけますか？」

とも続けることができますし，それでなかなか答えがでなければ，上のDr 1のように尋ねてもよいかもしれません。

また，もう1つ例を挙げれば

Pt 「最近は（労作時の胸痛を示して）ぜーぜーはなくなりました」
Dr 3「ぜーぜーはなくなったんですね」

と言う場合，患者さんは「ぜーぜー」という表現を使用していても必ずしも，喘鳴を表しているとは限らず，普通使われている意味と異なることがありますが，そこでもあえて相手の言葉を相手の使用する意味で使っていきます。
　ただ，あまりオウム返しがすぎると，相手がばかにされたような気分になってしまうので注意が必要です。

Pt 「もう少しよくなればいろいろなことができるのにと思うんですけどね」
Dr 4「もう少しよくなればいろいろなことができるのにと思っていらっしゃるんですね」

　さすがにこういう返答をすることはないと思います。相手の言うことの一部をとってオウム返しをすれば，自然になります。

Dr 5「もう少しよくなればと思ってらっしゃるんですね」

　こちらがオウム返しをする場合，一番抵抗があるのは医学的に正確な表現でなかったり，間違った言葉の使い方を相手がしている場合だと思います。しかし，それでも相手の言ったことをオウム返しにしたり，相手の言葉を使用することで円滑なコミュニケーションがとれることが実感できると思います。すでに意識的にこういったことをおこなっている方もいると思いますが，もっと積極的にこのテクニックは使用してよい，害が少ない技法だと思います。

うまくいってるところを見つけて焦点をあてる

　日常での診療での思考パターンとしては，問題に焦点をあててそれを分析し，原因を究明して解決を図るということを繰り返しています。これが対人関係での相互作用の場合，問題に焦点をあてたり，原因となることが判明しても必ずしも問題解決につながらない場合があります。たとえば，職場の配置換えのストレスが原因で疲れているということが分かって，それを解決するために「仕事で無理をしないように」と指示を出したとしても必ずしも解決につながらない場合があります。そうした時に，話の中でうまくやれていることや，うまくいっていることに焦点をあてることで解決の糸口が見つかることがあります。問題が発生している場合，24時間四六時中，その問題が存在しているわけではないことを前提にしています。上の例でも，「比較的調子がよいと思われるような日はありますか」とか，「何かこれをした時は，ましな感じで過ごせるということはありますか」などと質問ができるかもしれません。それでささいなことでも答えを出してくれれば，そのことを詳しく語ってもらったり，その話題を広げていきます。こういった質問をしても「何もかもうまくいってない」「少しもよいところはない」という答えがかえってくるかもしれません。その時にはあまりしつこく「うまくいっていること」を追求せず，一度あきらめるのも大切です。あまりしつこいと結局は医者の「うまくいっていることがあるはず」という主張と，患者さんの「うまくいっているところはまったくない」という主張の対称的関係が続いてしまいます。そういう場合は，「なるほど何もかも，まったくうまくいかないんですね」と相手の言うことを肯定するほうへ切り替えるのが無難でしょう。しかし，相手の話で何げなく出てくるうまくいっていることを聞き逃さないように注意して聞くべきです。

　また，相手の話にうまいタイミングであいづち，うなずきを入れることで話を促し，円滑にコミュニケーションがとれるようになりますが，そのあいづち，うなずきに，意識的に強弱をつけていきます。どうしても普段のあいづち

というのは無意識に，いつでも同じ調子で行ってしまいますが，強弱をつけることでうまくいっていることに焦点をあてたり，その話題を促進したりすることができます。では，どういうふうに強弱をつけるかと言えば，たとえば，うまくやれている行動などを語る時には「うんうん」と力強くうなずき，逆にうまくいってないことや問題行動などを語る場合には弱くうなずいたり，うなずいているのか首をかしげているのか微妙なあいづちをうったりというふうにメリハリをつけていきます。うまくやれたことに対して大きくうなずけばそれだけで，相手を間接的にコンプリメント（賞賛）することができます。うなずき以外でも，相手が賞賛されるべき行動やうまくいっていることを語る場合には「思わず身を乗り出して」話を聞くことができます。

　うまくいっていることを拾い出すことで，まずは問題に対してどうにもできないという無力感を弱くしてもらうことを第一の目標とします。うまくいっていることを拡大するだけではたとえ問題を解決できなくても，「何も手の打ちようがない」問題に風穴を開けることができるでしょう。問題に囚われて硬直した思考に，そういう意識の変化があるだけで物事がよい方向にすすむことがあります。

　もう1つつけくわえれば，ただ単純にアドバイスしたり，指示を出したりするよりも，自分がおこなっている，うまくいっていることのほうが実行する確率が高くなります。たとえアドバイスを求められた場合でも，アドバイスを求めた本人がすでにおこなっていてうまくいっていることならば，再びそれをおこなうほうが，その場限りのアドバイスよりも実行する動機が高いということです。これは医者であれば先輩から後輩へ，臨床経験から医学的なアドバイスをするような場合にも同様の手が使えます。たとえば，患者さんの問題行動の対処で困っている研修医や看護師に対して，今まで試みた対処を聞き，その中で比較的うまくいったことを聞き出して，もっとそれをおこなうよう指示することもできます。そこでうまくいったならば，それをフィードバックし，コンプリメントすることで自分達の力で解決できたという自信にもつながります。

過去の成功を発掘する

　前述とも強く関連しますが，過去に似たような問題を体験したことはないか，そして，その困難を乗り越えた経験がないかさぐっていきます。過去に同様の困難を乗り越えた経験があれば，またその方法を適用できないかを尋ねることができます。一度成功した経験があれば，十分に自信を持ってもらい実行に移してもらうことができるでしょう。問題解決の方法に結びつくだけでなく問題解決の主体も，相談を受けた側から相談する側に移り，過度に依存される危険もありません。

どうなりたいかに焦点をあてる

　問題の原因をつきとめて原因を除去するという解決法では，原因を除去することで正常に戻ることが目標となります。問題が解決して正常の生活を想像するということはわざわざ日ごろおこなわないと思います。そんな時，どういうふうになりたいかという目標に焦点をあてることで話題を転換できたり，物事の考え方を違った面から見るきっかけとすることができます。それに，問題の除去は願っていても，どうしたいか，どうなりたいかについては考えたことがないという場合は非常に多いです。目的をはっきり形づくるというのも大切な作業です。ここで注意することは，まずどんなに非現実的な目標でも否定せず，少なくともいったんは肯定的に反応することです。そもそも目標を言うこと自体にも慣れていないため，そこでやっと出た目標を否定してしまうとその後の対話も進まなくなり，相手の思考を停止させてしまいます。そうなると結局は目標を聞くことは逆効果になってしまいます。次に大事なのは，だいたいはじめに出てくる目標というのは漠然としたもの，抽象的なものであったりすることが多いです。その漠然とした目標について質問を積み重ねることによっ

て，より具体的に，よりイメージしやすいものへと変化させていきます。その作業そのものが大切であると考えてください。そして最後に，どうなりたいかということを聞いてもそれがすぐには，直接的には解決に結びつくわけではないということを頭に置いておくことです。どちらかと言えば，目標を聞くことによって相手の硬直した考えを，少しだけでも変化させることのほうが重要だと思います。そこから変化がはじまれば，すぐには解決に結びつかなくても，辛抱強く対話を広げていくことができます。そして対話が広がれば，また次の変化がうまれるかもしれません。

　もう1つ，目標に焦点をあてる目的として，実際には事態が目標達成に近づいている場合でも，目標に焦点をあてず，明確にしていなかったならば，そのことに気づかない，もしくは，「事態は改善していない」という否定的な評価をする可能性があり，それを防ぐことにあります。目標に焦点をあて，目標を具体的に，明確にしておけば，目標に近づいたことについて，過小評価するのを防ぐことができます。また，相手が「事態がよくなっている」ということを否定した場合，そのことについて話し合うこともできます。

　最後につけくわえとして，どうなりたいかを聞く場合，問題を中心にその変化を聞くだけではなく，問題以外の周辺について，そして問題が解決したことで周囲に及ぼす変化についても詳しく聞いていきます。特に，問題と深く関わっている周囲の重要人物の態度がどう変化するか，そういった人物に対してどういう影響が及ぶかを想像させるような質問が有用だと思われます。

悪循環という考え方

　対人関係上の問題の行き詰まりを説明する時に，その解決法自体が問題の継続を助長しているという考え方があります。つまり解決努力自体によって悪循環に陥っているという状態です。そのような例を見てみましょう。

「新しいスタッフが病棟になじめない」
　　↓
「周囲が気を使って，仕事量を減らす」
　　↓
「仕事量が減ったことで罪悪感を覚え，新しいスタッフは萎縮する」
　　↓
「新しいスタッフは，ますます病棟になじめなくなる」

　というような例では，周囲が気を使うという常識的な解決策が，この場合には問題を存続させる要因になっていると考えられます。そして新しい解決策として，周囲の人間の働きかけを変えてみるという試みを考えることができます。
　うまくよい関係をつくれない，コミュニケーションが硬直した状態になるという場合には，この悪循環という考え方で自分と相手とがどういうコミュニケーションをとっているかに着目するのも1つの手です。解決しようとする方法が常識的であればあるほど，その悪循環には気づきにくいものですし，新しい解決策の発想が出てこないかもしれません。このアプローチは，問題の発生やその原因よりも，問題が持続していることに焦点をあて，発生した問題が持続することに問題があるという見方であるということが言えます。それとは対照的に，常識的な解決法がうまくいかないのは，その解決するための行動が足りないからだという考え方です。たとえば，医者が患者さんを指示に従わせよ

うとして説得した場合，患者さんが指示に従わないならば医者はより力をこめて説得するでしょう。そして多くの場合，その試みは失敗に終わります。

コンプリメント（賞賛）とねぎらい

　ほめられて嫌な気分になる人はいないと思います。わずかなこと，ささいなことでも，力強く，はっきりとコンプリメントすることはよい関係をつくるうえでも推進力となるでしょうし，話し相手を元気づけることもできます。多少わざとらしいというくらいのほめ言葉でも，結構受けいれてくれるものです。直接的に相手をほめるような直接的コンプリメント「（うまくできたことに対して）それはすごいですね」と言うような場合と，間接的に相手をほめる間接的コンプリメントがあります。たとえば「（うまくできたことに対して）どうやってそんなことができたんですか？」と質問するような場合です。食事療法をがんばっている患者さんであれば，「そう簡単に食事療法を続けられないでしょう。いったいどうやったんですか？」というようにコンプリメントできます。うまくできたことについて力強くうなずくことも，コンプリメントとなります。

　間接的コンプリメントのほかの例として，毎日運動をするようにしたという患者さんには「家族の人はそのことを何と言っていますか？」「家族の反応はどうでしたか？」と聞くのもよいでしょう。

　また，患者さんや家族をねぎらうことも大事です。医療者はついつい患者さんの介護は家族がするのは当然のことと思ってしまう場合があります。しかし，その苦労はイメージしているものと，実際体験してみるのとでは大きな開きがあると思います。医者の立場では特に，実際の介護の大変さを体験していないことがほとんどだと思いますが，介護という状況を想像して，そのことについて率直にねぎらうことは大事だと思います。

　また，コンプリメントで大事なことは患者さんや家族が努力していると思っ

ていることは，たとえ成果が出ていなくても，そして客観的には努力が足りないと思われる状況でもコンプリメントすべきということです。特に医者が患者さんの努力が足りないと判断した状況では，相手をコンプリメントするのには抵抗が出てきます。しかし，心情的にはコンプリメントしがたいけれども，患者さんがそこそこ努力しているという時こそ意識的にコンプリメントするとよいかもしれません。

ノーマライゼーション

　正常からひどく逸脱した状態であると考えることで問題はさらに手のつけようのない，やっかいな問題となります。そういった問題に対し，それは通常の範囲内であるとすることによって日常ありうるようなことであると規定し，それによって患者さんに余計な不安感や無力感を持たせないようにし，どうしようもないと思われる硬直した事態に変化の余地があることを知らせます。たとえば，昨日からめまいがするという患者さんで，初めてこういうめまいが起こったので，何か重大な病気ではないかと心配で来院したとします。話を聞いていくと，ここ1カ月仕事が忙しく，寝不足だったとします。検査をしても器質的疾患がなかった場合「それだけ忙しく，休む暇もなければめまいがするのも当然でしょう」とノーマライズすることができます。ほかにも，がんを診断されて，抑うつ的になっている患者さんには「これだけのショックを受けたのだから，元気がなくなるのは当然である」と，患者さんの反応は正常であることを保障することもできます。正常範囲のもの，当然の反応とすることで問題を不要に大きくすることを防ぎ，余計な悪影響が起こらないようにします。

あてずっぽうでも,「不安」に焦点をあててみる

　面接をする時,仮説設定をするという行為はあまりなじみのないことだと思います。患者さんが心情を語る時,その時々で共感的に「それは大変でしたね」「それはがんばりましたね」と言うのと違い,まさにいろいろな想像を頭の中でめぐらせるという作業は慣れないうちはうまくいかないものです。初めのころはどう仮説を立ててよいものか分からなかったので,とりあえずは,「この患者さんは何らかの不安をかかえているかもしれない」という仮説をよく使いました。とりあえずの仮説ですので役に立ちそうにないと判断すれば,すばやく破棄すべきですが,割と役立つ場面があると思います。

　上で挙げたような面接の仕方は,もちろんちょっとしたカウンセリングでも使えるでしょうし,カウンセリングとしてでなくても,普通の診療でも使えると思います。そして診療に限らず,後輩の指導の場やナースをはじめとしたほかの病棟スタッフ,コ・メディカルに対しても使える面接技法だと思います。

うまくいかない時にどうするか

■相手を肯定しているか

　相手を何の評価もせず,何の意見もはさまず前面的に肯定できれば面接はうまくいくでしょう。しかし,そこが困難なところであり,うまくいかない場合の大半の理由だと思います。最初はただ,相手の話を「うんうん」と言葉をはさまず聞くことも大事でしょうが,いつまでもそればかりでは,相手を肯定していることにはなりません。

■非言語的に患者さんを拒否していないか

まずは言葉では肯定していても，態度はそうでない時があります。医療不信について語っている患者さんに対して，あからさまにいやな顔をしているかもしれません。知らず知らずのうちに体が患者さんと違う方向を向いているかもしれません。言葉では肯定的に反応していても，態度は患者さんを拒否しているかもしれません。非言語的メッセージにおいても，できれば相手を肯定するように，少なくとも拒否的ととられないように注意しなければいけません。

■患者さんの目的を把握しているか

患者さんの本来の目的を把握していない場合があります。もちろん患者さんが，自分の受診の目的を的確に伝えることができれば起こらない問題ですが，そういう患者さんばかりとは限りません。しかも，相手が特に受診の動機を言わなければ，機械的に診療をしてしまうものです。患者さんの目的は医者の目的と同様，病気を診断し，的確に治療することと当然のごとく思っているからです。この状況に対する対策としては，相手が納得していないようであればしつこく何か要望することはないか，質問することはないかなど聞いていくことです。それでもなかなか聞き出すのが困難なこともありますが，何とかがんばって聞き出すしかないと思います。

■語られていないことを調べる

患者さんが医者に対して何でもしゃべるということはありえないことですが，逆に，止まらない無駄な話を穏便に止めることもなかなかむずかしいことです。しかし，無駄話が止まらなかったり，少し話がずれていたりする場合，語られていない話があるかもしれません。

たとえば，医者に対して何の抵抗もなく自分の苦労話をすることができる人ならば，話を聞いてねぎらうだけで満足をしてもらえるかもしれません。しかし，そういう人ばかりではありません。医者に対してそういったことが言えない場合でも，おそらく相手は自分の苦労を医者に知ってほしいということはあ

るかもしれません。そういった相手に対して，ここではどうやって苦労話を引き出すかが問題となります。

1つは「仮説設定について」の項でも述べたように，対話をしていても何となくずれがあるなと思ったら，仮説を立てる，仮説をすでに立てていれば，その仮説を変更することです。その人の生活状況をなるべく具体的に想像しながら，その想像が正しいかどうか（正しいというのは不正確かもしれません。相手の認識と一致するかどうか）質問をしていきます。

もう1つは「言葉，質問，理解」の項で述べたように，相手についての理解を急がないことです。早合点することで，大事な相手の話をさえぎってしまう可能性があります。相手の言っていることが漠然とした表現であれば，それを明確にすることです。たとえば，「いろいろ大変でした」と相手が言えば，ついつい「大変でしたねえ」と言いたくなるところですが，その「いろいろ」とはどういった内容なのかまで明確にするため質問すべきでしょう。

■コンテクストは変化しているか

うまくいっていない関係を変化させようという試みで，こちらの態度を変化させたとします（「対称的関係と相補的関係」の項を参照）。しかし思ったような変化が起きず，いつまでも同じように，うまくいっていない関係が続くとします。そこでチェックすべきことは自分は変化をしているつもりでも，相手にとっては変化していない，つまり，コンテンツのみが変化をしてコンテクストが変化していないかもしれないということです。たとえば，大事な検査を受けてもらおうと患者さんを説得しても，患者さんがどうしても検査を受けたくないと拒む場合，とりあえず，この対称的関係を変化させようと，「検査を受けなくともよい」と半ば怒った感じで言い放ったとします。しかし，これでは相手が説得に応じないから医者が突き放した，拒絶したというコンテクストで捉えられるでしょう。医者の言った内容だけを見れば「検査を受けなくてよい」という患者さんの内容に迎合するような相補的関係となっていますが，その態度は相手に対して挑戦的であり対称的関係は変化していないと言え

ます。別の例として、症例編でもでてきますが、遠方の親類との関係がうまくつくれていない場合、できるだけ相手にやさしくしているつもりでも、知らず知らずのうちに拒否的な態度が出ているかもしれません。その態度が変化しない限り、コンテクストも変化しません。変化が行き詰まった時には、この視点から、自分の発している非言語的メッセージについて点検しなければなりません。まずは、コンテンツだけに注目することをやめ、コンテクストを考えることに慣れることが大事です。

■影響力の大きい他者をわすれていないか

「システムという視点」という項でも述べましたが、たとえ1対1で対話をしていても、家族やその他の重要人物の影響を無視することができません。こちらからの働きかけがうまくいかない場合、ほかからの働きかけによって、こちらの影響が無効化されている可能性もあります。たとえば、医者から大事な薬だから、きちんと服薬するようにと説得していても、指示通りきちんと服薬しなかったとします。その患者さんはもしかしたら家族から、「そんな薬はのまないように」と言われているかもしれません。これでは、いくら医者が説得しようとしてもうまくいくはずもありません。可能ならばその重要な他者に対しても同時に働きかけることが大事です。もう1つ例を挙げれば、うまくいっていない入院患者さんとの関係を改善しようとして、医者が患者さんへの働きかけを変えたとします。しかし、その他の病棟スタッフが今まで通りの対応を続ければ、医者がおこなった変化は無効となってしまうでしょう。この場合、病棟スタッフにも態度を変化させるような働きかけをすべきです。誰が誰に対して、どのように影響力を持っているかを考えておくのは重要なことです（後の例で出てきますが、病棟スタッフが態度を自主的に変化できないのは責められるべきではありません。逆に言えば、患者さんが病棟スタッフにそのような態度をとらせているとも言えるのですから）。

■変化の速度はまちまちである

　困った事態を変化させるためにコミュニケーション上の工夫をしていきますが，あまりにも早い変化を期待すると逆に期待はずれとなり，自信をなくす可能性があります。変化の速度はケースによってまちまちであり，相手次第のところもあります。急激な変化があって事態が好転したかと思えば，1カ月ほどたってやっと変化の兆しが見える程度のこともあります。急性期病院であれば，1カ月も待ってはいられないでしょうが，長年入院している場合で，医療者と慢性的なよくない関係が続いていればそれを変化させるのに，1カ月ほどかかるかもしれません。少しでも変化の兆しが見えたら，方針を大きくは変えず様子を見てもよいかもしれません。

■過度に類型化していないか

　何度か困難な状況を変化させることができると，その経験に頼りすぎて患者さんを過度に類型化してしまうことがあります。こういうタイプの患者さんであれば，こう対処すればよいというのが頭の中でできてしまって，それ以外のアイデアが浮かばなくなってしまっていることがあります。経験的に対処することは必ずしも悪くはないのですが，あまりパターンにこだわると思考の柔軟性を失ってしまい，かえって別の対処法が思いつかなくなる可能性もあります。対応がうまくいかない場合，この視点からもチェックしてみてください。

■自分自身が変化しているか

　医療面接に限らず，どうしても対応が困難な状況がいつか必ず出てくると思います。何ともしがたい状況で，その事態をどうやって打開すればよいか行き詰まる場合があります。上記のチェックポイントでも対応が見えてこない困難な状況というものはあるものです。そういう時，自分も含めた，患者さん，その周囲の人々の相互作用システムという視点で，自分が本当に変化しているか今一度チェックしてみてください。しかし，それでも困難な場合，妥協することも大事であり，それも1つの変化です。

■**体調はどうか**

　医者は自分自身の体調に無関心であることが多いと思いますが，特に大事な面接では，その日の体調は重要な要因となります。寝不足でないか，風邪をひいていないか，疲れがたまっていないかなど，なかなか職業柄，万全な体制を整えることは難しいでしょうが，体調が悪ければ，いらいらしやすかったり，相手に否定的な感情を持ちやすいというのは経験します。体調にも十分注意を払うべきです。

第7章
コミュニケーションの先にあるもの

■ 混沌に耐えられるか

　医学の世界では，原因と結果は比較的クリアカットに説明されることが多いですし，クリアカットに説明できるように日夜研究や理論の構築がなされています。しかし，人と人との対話というものは医学のようにクリアカットではありません。対話の方向性も，どこへ向かうのか分かりませんし，対話している瞬間もどの方向に向かって対話しているのかも分かりません。対話をおこなう前には想像もつかなかった結果へ進むこともよくあります。医学の世界で慣れ親しんだ原因を見つける，原因から結果を予測するという行為はなりたたない世界へ飛び込まなければなりません。もちろん，ひとりよがりの理論的な説明というものには説得力がありません。時には理不尽な反応や予測不能の事態に陥ることもめずらしくありません。そういった世界に対する心構えが対話には必要な気がします。

首尾一貫性のなさに耐えられるか

　家族のメンバーそれぞれとうまく関係をつくっていくというのは八方美人にも似た態度です。医学ではむしろ，一度こうと決めたらそれを貫くという姿勢のほうが尊重されるように思います。医学的に正しいことをきちんと主張して，相手が納得するまできちんと説明するというのが医者のあるべき姿とされているようです。しかし対話では，むしろ，その態度とは対極にあるような，一方の家族メンバーの肩を持っていたかと思えば，次の瞬間は，その意見と対立する別の家族メンバーにすりよるという具合に自分の意見というものの一貫性もなく，まさに日和見的な態度を求められます。見ようによっては非常にいい加減な態度ですが，「医者とは，かく在るべきである」という人に，このような態度をとることは耐えられるでしょうか。

頼るものがないことに耐えられるか

　対話にはあらかじめ答えが用意されていません。それどころか，こうすればこうなるという道筋となるものも存在しません。精神医学も心理学も少しは指標となることがあるにしろ，1つひとつの対話で役立つようなマニュアルを提供するわけではありません。現代医学のような頼るべき経典はありません。ただ相手を信頼し，自分を信頼して対話をするしかありません。最終的にどこに行くのか分からないにしろ，それに耐えなければなりません。

ものの見方を変えることに耐えられるか

今まで常識的と言われているような視点，当たり前と言われる視点を捨ててしまうことを本書では要求しています。個人を見るのではなく人と人の間に視点を転換してほしいと思います。そして人の行動は個人の感情や性格，病状からではなく人との相互作用によって決定するという視点を求めます。あたかも一人ひとりは単なる歯車であり，1つ前の歯車の回転によってその人の歯車としての回転が決まってしまう，そしてまた，その次の歯車の回転を決定してしまうという視点で見れるかどうか，その視点を否定することなく受け入れられるでしょうか．

反省ではなく，自分が変化することに耐えられるか

人間は聞くところによると，変化にとても弱いそうで，変化して苦しみからのがれるよりは，変化せずその苦しい状況にとどまることを選ぶそうです．コミュニケーションが上達するように変化するよりは，コミュニケーション上の問題をかかえたまま変化をしないほうが，もしかしたらはるかに楽かもしれません．その苦しみを乗り越えて，自分を変化させることができるでしょうか．

対話は何かを生み出すのか？

医療面接の基本的な考え方として，もともと患者さんの頭の中には，患者さんの考えというものが存在することが前提となっています．そしていかにそれを探り出していくか，うまく聞き出していくかというのが医療者のコミュニケーションの上手い，下手の1つの基準と考えられている節があります．イン

フォームド・コンセントや，さらに最近言われているインフォームド・チョイスといったもの，パターナリズムへの批判などはまさに患者さんは患者さんの考えをいれておく器としての存在が前提となっています。これについて，内田[18]はロラン・バルトの「作者の死」という概念を用いて次のように説明しています。

　作品の起源に「作者」がいて，その人には何か「言いたいこと」があって，それが物語や映像やタブローや音楽を「媒介」にして，読者や鑑賞者に「伝達」される，という単線的な図式そのものをバルトは否定しました。(中略)
　作者は作品を「無から創造した」造物主である（中略）作者こそ，その作品が「何を意味しているのか」について完全に理解し，作品の「秘密」を専一的に握っていると考えられたのです。
　ならば，批評家は必ずやこの神＝作者に向かって，こう問いかけることになります。
　「あなたはいったい，この作品を通して，何を意味し，何を表現し，何を伝達したかったのですか？」
　これが，近代批評の基本的なスタイルを作り上げます。批評家たちは，「行間」を読んで作者の「底意」を探ることに熱中しました。
　しかし，批評家たちもすぐにその仕事があまり実りのないものであることに気づきました。いろいろ調べてみると，作者たちは必ずしも「自分は何を書いているのか」をはっきり理解していたわけではなかったからです。
(pp.126-128)

　医者も患者さんも方針を決定するのに困難な状況で，患者さんはその心の奥底に，「本当に望んでいること」というものがあるのかどうか，そして医者は，その隠された真意を見つけることが仕事なのでしょうか。それとも，決定が困難な状況でも，患者さんの価値観や人生観をインプットすれば，自動的に答えが出るのでしょうか。また，医者の説明が足りなかったから，患者さんは正しい判断ができないのでしょうか。
　そこで，対話というもので医者と患者さんが臨床上の難しい決断を生み出す

ことができないでしょうか。これは医者が意見を誘導するということではなく，時には臨床データというエビデンスをネタにして，また時には，いろいろな質問を患者さんへぶつけて対話を促したりすることができるかもしれません。そしてその対話のゴールはどこへ行くか分かりません。しかし，対話の経験を重ね，対話が信頼のおけるものになれば，対話というものは，臨床上の困難な状況を解決する強力なツールになると思います。

第 8 章
家族面接——症例編 1

■ 近くの家族より遠くの親類？

　85歳の女性が肺炎で入院した。入院から2週間がすぎ，肺炎のほうは落ち着いたが足腰が弱ってしまった。このままだと家に帰れないので，退院の前にしばらくリハビリをおこなうことになった。
　家族には十分病状を説明しており，こちらとの関係もまずまず良好であった。
　そんなころ，突然，遠くに住む甥が来院し病状を知りたい，今すぐ主治医と会いたいとナースステーションから連絡があった。
　こういう突然の遠くの親類の来訪は医者として何となく嫌だなと思ってしまう。また一から病状説明をしないといけなかったり，突然の苦情がきたりするからだ。主治医はこういった遠くの親類に対しては次のような仮説を持っていた。「自分も患者さんを十分心配しているがどうしてもすぐには病院へ見舞いにいけなかった。今さら病院にきたと（医療従事者に）思われたくない。そして医療従事者も，ついつい歓迎していない雰囲気を出してしまい，相手に反感を持たれる」。そういう時には相手を歓迎する態度で対応することである。できるだけ相手を待たせないように急いで相手のところへ向かった。急いだのは，あなたは大事なお客であるという非言語的メッセージのつもりである。
　「遠くからわざわざすいません」「お待ちいただいてすいません」「私は△△さんを担当させていただいている○○と言います」と丁寧に自己紹介をした。
　その後，入院から現在までの経過を丁寧に説明していった。
　最後に「何かご質問はないでしょうか」「駆け足で説明してすいません」と告げ，主治医の心の中ではあなたは大歓迎ですというつもりになって対応していった。

111

「次はいつごろこちらに来られますか」と，心の中では，ぜひまたあなたとお話ししたいというつもりで聞くと相手は「私も結構忙しいのでちょっと分かりません」との返答。

主治医は「もし事前に分かれば連絡していただけるともうすこしゆっくりとご説明できると思います」とつけくわえた。

その後，この親類は来院せず，退院まで何事もなく経過した。

苦言を歓迎

80歳の心筋梗塞，蘇生後脳症の患者さんを主治医交代で引き継いだ。ほとんど自力で動けず，意識障害でコミュニケーションもとれない。長期に入院しており，夫が近くに住んでおり毎日お見舞いに来ている。娘が遠方に住んでおり月に2，3回病状を聞きに来院する。その来院のたびに病院への苦情があり，前主治医はほとほと疲れていた。

新しい主治医はこの情報から仮説を立てた。「娘は，自分が患者さんを心配であるが医療従事者はそのことを十分に分かっていない。別に遠くに住んでいるからといって心配していないわけではない，問題の窓口は娘である」と。

それまでは病状説明は毎日通ってくる夫を中心におこなわれていたが，新しい主治医はあえて夫とはあたりさわりのない会話をおこない，しっかりした病状説明は娘が来院した時のみという方針にした。

さて娘との対面の日，非常に緊張した雰囲気。

主治医は心の中でできるだけ相手を歓迎するように努めた。しかし相手からは，「このあいだベッドサイドがよごれていた」「目薬が冷蔵庫から出しっぱなしになっていた」「寝ている時の足の位置が悪かった」などの不満がつぎつぎと出てきた。

主治医は半分たじたじになりながら「至らないところがあり申し訳ありません」と謝罪しつつ「その件をもう少し詳しく聞かせてください」「もっとほかにも気がついた点があればぜひおしえていただきたいのですが」と，主治医は苦言をもっと言うようにという逆説指示のつもりで応対した。

メモをとりながら丁寧に丁寧に話を聞いていった。これは，あなたの発言は重要であるという非言語的メッセージのつもりである。

最後に主治医は娘へ「次はいつこちらへ来られますか」と，心の中では是非ま

た話をしたいと唱えながら尋ねた。
「またこちらから連絡します」とのことでこの日は終了した。
場の雰囲気は最後まで緊張感があったが無難にこなせたことをまあよしとした。
毎日来る患者さんの夫に主治医は「娘さんはいつごろ来られますかね」と，会うのを楽しみにしているかのように何度となく尋ねた。
主治医の認識は，一方的に苦情を言う家族からこちらのペースで苦情を言わせられている家族へと何となく変化した（と，主治医は勝手に都合よく解釈）。
後日，2回3回と家族と会ううちに徐々に苦言は減っていった。

問題の決定権は誰が持つ？

アルツハイマー型認知症で症状コントロールのため転院してきた79歳の男性患者さん。
家族は妻，息子，娘がおり，初回の面接では非常に緊張した様子で，主治医はその緊張をほぐすことができなかった。
妻は特におろおろした様子で，患者である夫の変わりようを受け入れきれないようであった。
認知症と麻痺があるにも関わらずあっちへふらふら，こっちへふらふらと歩きまわる。看護師が制止しても怒って手を振り払い，つねに看護師が一人ついていないといけない状態。おまけに間違えて女性部屋にはいっていってはほかの患者さんからの苦情が出る始末であった。
看護師からはついに「私たちも24時間ついていられるわけではないです。いつ転倒して骨折なんかしてもおかしくないです。家族は状況を理解していないし，先生から説明してください」と主治医への不満が爆発寸前となっていた。
もちろん主治医もそのような状況は理解していたし，常に患者さんを監視し転倒しないようにすることは現場を経験していれば100％防ぐことは不可能であることは分かっていた。
主治医は，認知症やせん妄状態で問題行動のある患者家族について次のような仮説を持っていた。「問題行動について患者家族は負い目や罪悪感を感じているが，自分たちではどうすることもできない無力感を持っている。そういう時に医療者から問題行動を注意されると医療者への反発が病院や医療スタッフへのクレーム

となる」

　家族に来院してもらうように要請すると，息子と娘の二人が現れ，妻は現れなかった。

　主治医は看護師との関係がこれ以上悪化しないようにと家族へ転倒の可能性や，目がはなせない状況であることを伝えなければならないが，ちょっとしたことでも医療者から家族へ動揺をあたえることになり，家族と医療スタッフの関係が悪化する可能性も考慮しなければならなかった。

　息子と娘の2人はこちらが言わんとしていることを何となく察知しているようで，初回よりも緊張の度合いが強かった。

　主治医は「われわれの力不足でどうしても転倒の可能性が出てしまいます。しっかりした管理ができず申し訳ありません」と，家族との関係が相補的となるように，そして主治医が劣位となるように注意深く対応した。

　息子と娘からは細かいことで病棟についてのいくつかの苦情があり，それに対し主治医はややおおげさに，申し訳なさそうな態度で謝罪をした。

　説明に妻が来院しなかったことで主治医はもう1つ仮説を立てた。「今回来院しなかったのは患者さんが問題行動を起こしていることの話が出ることを予想していたのだろう。妻はまだ問題行動について医療者から苦言を言われることに耐えられないから，息子と娘のみが来たのだろう。息子，娘が窓口となっている」

　そこで，その後の病状説明は息子と娘だけを呼んでおこなっていった。もちろん，ワンダウン・ポジションとなるように心がけ，注意深く。

　妻は毎日のように見舞いに来ていたが，主治医はあたりさわりのない会話をし，決して，問題行動については話題に出さなかった。

　そうするうちに徐々にではあるが息子と娘の物腰も柔らかくなり，それと同じくして妻も「少しずつよくなっているようだ」という声がきかれるようになった。

　そこで主治医は病状説明の時に妻も来て欲しい旨を伝えた。

　さて，病状説明の当日，息子は仕事が忙しいとのことで欠席，娘もリラックスした様子で同席し，妻と主治医がスムーズに退院までの計画を話し合った。

　主治医はもう1つ仮説を持っており，それは「妻が夫のことについては決定権を握っている」ということであった。その通り最終的な退院などの決定，退院後の生活については妻との話だけで済んだ。

　もし主治医が相手を肯定的にみることができず，仮説を立てていなければ，息子と娘から苦情を言われた時点で"状況を理解していない家族"というラベルを

貼り，苦情に対抗して患者さんの問題行動を挙げていくという行動に出たかもしれない。その結果，主治医と家族の関係はどうしようもないくらい悪化していただろう。

　もちろん仮設を立てたからといって完全に肯定的にみれるわけでもないし，家族に対しいやな感情を持たないようになるわけではないけれども。

敵の味方は敵

　心不全で入院した72歳の女性の患者さん。夫は非常に熱心に毎日お見舞いにやって来ていた。
　妻である患者さんは今回の入院で足腰が弱っており，夫はかいがいしく看病しているが，夫自身も高齢であり頼りない感じである。
　家族との初回面接時，夫と息子夫婦が同席した。主治医は「お忙しいところ時間をつくっていただいてすいません」と息子夫婦をねぎらいながら話を始めた。
　家族からの話は息子が中心に発言し検査結果や今後の治療方針，予後などについて矢継ぎ早に説明をもとめられた。夫はうつむきがちで自分から話し出す様子はなかった。主治医は「息子が問題の窓口であり，決定権を持っている」と仮定し息子を中心に話をすすめていった。「最後に何かご要望や心配なことなどはありませんか」と主治医が尋ねると息子から再び先々のことまでいくつもの質問があり，主治医はややうんざりしながらそれをさとられないように質問に丁寧に答えていった。初回の面接が終わった後，息子から「ちょっと」，と呼ばれた。「父は自分の体も弱いのに，毎日毎日見舞いに行って，私たちはもうあんまり行くなと言っているんですけど言うことを聞かなくて。ご迷惑とは思いますけどよろしくお願いします」と熱心にお見舞いに来ている患者の夫について困っているような態度をみせた。
　初回の家族との面談後，患者の夫から医療スタッフに対してこまごまとした苦情が出てくるようになった。「ねむけのつよい薬で本人が寝てばかりいるじゃないか」「この薬はぜんぜん効いていない。ちゃんと効く薬を出してくれ」などなど。またそれと同時に「もとのように家事までできるようになるだろうか」と先々への不安が出てきた。
　主治医はまめに患者の夫に話しかけるように心がけ，毎日の見舞いをねぎらい，

苦情については「いたらないところがあり申し訳ない」と謝罪していった。
　その後も何度も何度も患者の夫と話をしたがなかなか夫の態度は変わらず，主治医や病院への不満もたまっているようであった。そうこうしているうちに看護師から次のような話を聞いた。「患者の夫と息子は長年仲がわるく，妻が入院するまでほとんど疎遠だった」
　家族との2回目の面談の日，主治医は仮説を大幅に修正した。「患者の息子と夫は対抗するような関係であり，初回の主治医の話のすすめかたは息子に味方しているととられた。よって夫とは敵対する関係として見られたかもしれない。また，患者の息子は家族の中で社交の窓口となっているが問題の決定権は患者の夫が持っているかもしれない」。そこで主治医は，自分が患者の夫のほうの味方であるというメッセージをこの面談の中で伝えようとアイデアを練った。いざ面談がはじまると患者の息子からまたもや次々と話題が出てくる。主治医はそれに対応しながらすきをみては，夫へ「どう思われますか」と話をふると返答が帰ってくるかこないかのうちに息子が横から話へ入ってくる。主治医はとちゅうで夫と話すことをあきらめ，いったん息子との話をしてしまうことにした。主治医は，ひととおり話して息子の気が済んだ様子を確認し，夫へ何か話しておくべきことはないか尋ねた。夫からは最近出ている苦情があらためて主治医にむけて出てきた。主治医は「ちょっとまってください。大事なお話のようなのでメモを取らせてください」と言い，小さなメモ帳をとりだして夫からの苦情や要望の1つひとつを確認しながらメモしていき，丁寧に丁寧に話を聴いた。
　その後，患者の夫は主治医に対しての苦情がなくなった。看護師には「先生がちゃんと話を聴いてくれてよかった」と言っていたとのことだった。
　パラメディカルの情報はとても重要である。

おこりっぽかったり，わがままだったり

　胸腰椎移行部の圧迫骨折後に，転院してきた80歳の男性患者さん。両下肢は完全に麻痺し，まったくといってよいほど自分では動かせない。また，神経障害によるしびれも強く，なるべく足は触られたくないようだった。ベッドから車椅子への介助もすこしでも足の位置が悪いとしびれが強くなり，そういう時には病棟スタッフにつかみかからんばかりに怒った。前医の紹介状には対応の困難な患者さんとして添書があった。唯一の家族である息子は週に１回見舞いに来るかどうかで，あまり来院しなかったが，息子が来院した日の患者さんは機嫌がよかった。ほかにも「薬を持ってくる時間がおそい」「テレビのリモコンの位置が悪い」「となりの患者がうるさい」など，いつもいらいらした様子で看護師と接したため，手のかかる患者として病棟では定着していった。両手は自由がきいたが車椅子も自分で動かそうとしない，身障者用トイレも手すりを使わず，移動は病棟スタッフに頼りっきりで病棟のスタッフはほとほと手を焼いており，病棟スタッフの話し合いでは常に問題としてこの患者さんの話題があがった。

　そこで主治医は次のように仮説を立てた。「今回の病気で体が不自由になりショックを受けているのだろう。両足が動かないことを受け入れきれず，なおかつ不愉快なしびれが常にあれば程度の差こそあれ，いらいらしても当然だろう」

　そこで主治医は病棟スタッフへ「この患者さんをとにかく大切に扱ってほしい。しびれや痛がるのを甘えと捉えず，大事に大事にすこしおおげさなくらいでいいので対応してほしい」と依頼した。

　主治医からは患者さんへ「痛みやしびれがあるにも関わらず，よくがんばっていますね」という言葉をまめにかけていった。はたから見ればぜんぜんがんばっているようには見えないのだが。

　その後，患者さんの態度に少しずつ変化がでてきた。以前は，車椅子にのっても絶対に自分で動かそうとしなかったのが，自走するようになっていった。

　食事も，以前は自室から出ようとしなかったのが，自分から食堂で食事をとりたいと言い出した。いらいらした様子も以前ほどではなくなりついに，病棟スタッフの話し合いでも話題にあがることがなくなった。

失敗（その1）

　喘息で通院中の33歳女性の患者さん。季節の変わり目に軽い発作が起こる程度で経過はわりと順調だった。夫の実家で最近同居をはじめたが，そのころから喘息発作がひどくなり夜中も頻繁に発作で受診するようになった。いよいよ発作がひどくなり，ついに入院することになった。主治医は「環境が変わったせいかもしれませんね」と言い，患者さんへしきりに引越しをすすめた。その後，その患者さんは主治医のもとへは通院しなくなり，他院で治療を継続しているとのことであった。後日うわさで聞いた話では患者さんの夫が「あそこの病院は信用できないから」と病院をかえたらしいとのことだった。
　主治医は「患者さんへ引越しをせまったことが主治医から夫への攻撃とみなされたのかもしれない」と仮説を立て，反省した。

失敗（その2）

　その時勤めていた病院は月に1度は日曜日の日直か当直があり，もちろん振り替え休日はないため，そんな週は休みなしになる。もちろん翌日はあたりまえのように外来がある。その日はちょうど日曜日の日勤だった。25歳の女性で風邪の患者さん。夫に抱きかかえられるように連れられてきた。月曜日から調子が悪く，3日前近くにあるかかりつけのクリニックで風邪薬をもらった。なかなか風邪が治らないということで受診した。当直医は「何でかかりつけを受診しないんだ。しかもたかだか風邪で日曜日に受診するなんて」と思いつつしぶしぶ診察をした。患者さんは「レントゲンをとらなくていいですか」と暗にレントゲンをとってほしい旨を当直医に伝えたが，当直医は「これくらいの風邪ならレントゲンなんかとる必要ないよ」と冷たく突き放し，風邪薬を処方して帰した。
　翌日この患者さんの夫から，この時の当直医がちゃんと診療をしなかったとの苦情があり，この医者は当惑した。
　後日，ひさびさにこの医者が風邪をひいた。普段はたかが風邪と思っていたが，ひさしぶりに風邪のつらさを経験したと同時に，この前の診察のことを思い出した。この医者は共感的態度がいかに足りなかったかを反省した。

予想してみる

　脳梗塞の78歳女性の患者さん。入院前には次女夫婦と同居しており，主治医との面談には長女と次女が来院した。今回の病気以前の患者さんの生活の状況を次女から長々と聴いた。時々，長女へも目線をおくったが，特に言うことはないといったふうで，次女の言うことにうなずいていた。そして今後どうするかについても次女はどしどし意見を言った。主治医は仮説として「次女が問題の窓口であり決定権を持っている。ただし長女が問題の決定権を持つ役割になるかもしれないから面談の時には長女も呼んでおこう」
　さて，脳梗塞の病態は落ち着いてきたが，麻痺により車椅子を自走させるのも困難であった。また，トイレへ行くにも非常に介助を要する状態となった。これ以上の症状改善は難しくなり，退院後どうするかをそろそろ決めないといけない時期となった。次女は主治医に「もう少し元気になってから家に連れて帰りたいけれど」と言った。主治医は次のように仮説を立てた。「いざ自宅へ帰るとなると本当に介護ができるか不安になっているのだろう。まずは少しでも不安をやわらげて，自信をつけさせよう」。退院への準備としてとりあえず外出や外泊をすすめた。外出や外泊の成功体験で少しでも自信をつけてもらおうとしたのだ。しかし仕事が忙しいと応じず（長女，次女ともにフルタイムの仕事を持っていた），介護のための指導をしようと次女を呼んだが「もともと体力がないから，母を抱えたりするのは無理だ」と言い拒否し，本当に自宅に帰すつもりがあるのか怪しい雰囲気となった。それでも次女は「家に連れて帰ろうかと思っている」と言った。そうかと思うと「仕事もやめるつもりはない。介護をする自信もない」と言い，自宅へ連れて帰るのか連れて帰らないのかはっきりせず主治医は困ってしまった。
　主治医は次のように仮説を修正した「ほんとうは自宅で看たいという気持ちはあるけれども，現実的には施設に入所してもらうしかないことは感じている。しかし，施設に入所させることに罪悪感があり，はっきりと言い出せず，煮え切らない態度をとっている」
　そこで主治医は患者さんの次女と長女を呼び，こう言った。「かりに，患者さんを看たとして，お仕事をしながら体力もないのに介護をしていたらあなたのほうが先に倒れてしまいますよ」。長女もその言葉に無言でうなずいていた。次女は「ほんとうは自宅で看るのに自信がないんですよ」と言った。主治医はたたみかけ

るようにこう続けた。「現在入院中の方の中にも退院後，施設に入所する方がいますけど，決してみなさん望んでそうするわけじゃないんです。ほんとうは，大半の方は自分の家で看たいと思っている人ばかりです。それでも家庭の事情でなくなく施設に介護をおねがいしているんです」。その後次女は患者さんを施設入所させることを決心し，施設の入所予約の説明などスムーズに話がすすんでいった。

犬猿の仲

　90歳の男性患者さんが肺炎で入院。息子夫婦に病状を説明した。10日ほどたったある日，息子と名乗る人物から電話があった。声の感じからすると，以前会った息子とは違う印象があった。よくよく聞いてみると次男であるらしく（前に主治医が会ったのは長男），主治医は電話では病状を説明できない旨を伝え，後日病院に来てもらうこととした。長男（最初に会った息子）へ確認すると，たしかに次男がおり，患者さん本人，長男ともに次男と折り合いが悪く，ここに入院したことも次男には隠していた。次男には病状を説明しないでほしいと言い，次男がいかにいいかげんな人間か，どれほど自分たちが迷惑をこうむったかを切々と語った。
　主治医は「長男は医者や病棟スタッフを利用して次男を出し抜こうしている」と仮定し，親族であれば本人が拒否しない限りは病状説明をしなければならないと長男へ説明した。さらに，それぞれに病状説明をするのは2度手間だから長男，次男が同席したところでこれからは病状説明をしたいと言った。しかし長男は次男とは絶対同席したくないと主治医の提案を拒んだ。主治医は長男との良好な関係は壊さないように，なおかつ次男とも敵対する気はないことが伝わるよう会話していった。
　後日，次男が病院へ現れた。この時の主治医の仮説は「主治医は長男に味方しており次男のことをよく思っていない」というものだった。
　そこで主治医は「お忙しいところよく来てくれました」とできるだけ歓迎するつもりで挨拶し，入院当初に病状説明をできなかったことを詫びた。入院から今までの経過を丁寧に説明し「できれば次回は長男と一緒に病状説明をしたい」と告げた。次男はそれに関しては特に何も言わなかった。
　その後，長男と次男はお互いをさけるように時間帯をずらして患者さんに面会

に来た。主治医は長男,次男が同席する場を持ちたいと,双方へ働きかけたが実現できなかった。
　主治医は何とか二人の仲を取りもとう,二人を同席させれば何とかならないものか,長男をその気にさせるにはどうすればよいか,と本当にいろいろ考えた。しかし,よい知恵は思い浮かばず,自分の力量のなさにいらいらがつのった。
　「まあ,二人はこのままの関係のほうがよけいな衝突がなくていいかもしれない」と自分の都合のいいように解釈した。主治医は長男,次男のどちらにもよい顔をしながら,なおかつどちらにも味方をしないという姿勢で対応していった。
　結局,患者さんの退院まで特にトラブルなく過ごせた。

認知症と家族

　70歳の女性患者さん。一人暮らしで自宅で倒れているところを近所の人が発見し救急外来へ連れてきた。肺炎があり今回倒れたのはそれが原因だろうということになった。後から隣県に住む息子夫婦があわてて来院した。主治医は「息子夫婦は自分たちが親をほったらかしていたことに罪悪感を持っている。一人暮らしをさせているだけに心配もよりいっそう大きい」と仮定し丁寧に病状説明をした。
　病状は悪化せずにすんだが,入院3日目からせん妄状態がひどくなり昼夜逆転し,幻覚や妄想もあり,起きている時は常に目がはなせない状態となった。
　家族は患者さんのそのような状況にひどく動揺した様子で主治医に説明を求めた。この時の主治医の仮説は「せん妄状態や認知症で問題行動を起こす患者さんの家族は問題行動で他人に迷惑をかけているかもしれないという罪悪感を持っている。また,認知症という診断名はネガティヴな意味が強い。せん妄を認知症の発症と思い込みやすい」であった。
　「現在,患者さんはせん妄という状態で,一般の方は認知症とよく間違われますが認知症とはまったく違います。患者さんは認知症ではありません」と主治医は断定的な言い方を強調した。続けて「誰でも熱が高い状態が続いたり,肺炎のような大きな病気をすれば程度の違いはあれ頭がボーっとなります。それに年齢が高くなれば,よけいにせん妄状態が出やすくなります。この状態はからだの状態が落ち着けば数日で必ずよくなります」と説明した。
　せん妄状態が徐々に落ち着いてくると家族の動揺も落ち着いていったが,どう

やら患者さんには認知症がありそうでつじつまの合わないことをあいかわらず言い続けた。しかし家族は当初のように当惑することなく主治医と今後の対応を話し合った。

腰痛は誰のせい

　65歳の男性患者さんが入院してきた。長年にわたり頑固な腰痛があり，どこの病院にかかっても原因不明であった。日常生活はどうにかおくれたため，行動制限はあったがそれなりに毎日を過ごしていた。そんななか，ある日自宅の階段から転倒し腰痛が悪化した。それに伴い立つことができなくなったため入院となった。初めて患者さんとその妻に会った時，患者さんはうつ的で，この腰痛に対してはあきらめきっているという感じであった。その患者さんの表情とは対照的に，妻は非常に快活に今までの症状の経過やどこの病院で検査をしても原因不明であったこと，いかに患者である夫が自発的に行動をしないかなどを話しだした。妻が元気になればなるほど，夫は元気がなくなるように見えたが，主治医は完全に妻のペースに巻き込まれながら話を聞いていった。

　妻は毎日のように面会に来ては，熱心すぎるくらいに患者さんをはげましており，主治医はその様子が少々気になった。それに加え，妻の，病棟スタッフに対する態度も過剰なくらい低姿勢であり，主治医が妻と話をする時は主治医が恐縮するほど「ありがとうございます。ありがとうございます」と何度も頭を下げた。逆にそれが，主治医を含め病棟スタッフには本音を見せない，まるでこちらを拒絶するかのようにも見えた。

　主治医は「妻が熱心に夫をはげましすぎてますます夫は萎縮し，腰痛もひどくなっている」と仮説を立てた。病棟スタッフの中にも同じように考えているメンバーもおり，実際，妻へ注意している者もいた。相手を問題視するような仮説は役に立たない。そこで次のように仮説を立てた。「妻は自分が患者さんをささえなければならないと思っているし，実際そうしている。今までも一人で夫の介護をがんばってきている。しかし周囲は理解してくれていない」

　そこで主治医は妻が一生懸命支えているからこそ患者である夫も痛みに耐えられるのであり，その努力に頭が下がる思いであることを伝え，妻の努力を肯定した。そして，薬での疼痛コントロールがうまくいかないことに，「お役に立てず申し訳ない」と謝罪した。すると妻はいかに自分が苦労して夫を介護してきたか，

しかし娘などからは熱心すぎることに非難を受けていたこと，本当の患者の状態は一番近くにいる自分がよく分かっているといったことなどを切々と語り始めた。主治医はそれに対しうなずきながら，時には大いに関心を持って苦労話を聴いた。

その後，妻の異常なまでの低姿勢はなくなり，以前のような熱心さも気にならないくらいになった。主治医も接しやすさを感じるようになった。それと同時に腰痛も徐々に軽減し，退院可能なまで回復した。

いつもうまくいくとは限らない

70歳女性の患者さん。3年前に起こした脳出血の後遺症で左片麻痺と左上下肢のしびれがあった。そんな患者さんが脳出血の再発作を起こし入院した。幸い，今回の出血は軽く日常生活動作もほぼ入院前の状態まで回復していったが，とにかくしびれがひどくなり症状コントロール困難であった。夫は熱心に見舞い，朝も朝食前から夜も面会時間が終了するまで毎日つきっきりであった。主治医は前回と同じように仮説を立てた。「夫は妻である患者を非常に心配し，一生懸命介護している。しかし，周囲はそれを分かってくれていない，孤立している」。そこで主治医は夫の努力をねぎらい話を聴いていった。しかし，夫の行動や，患者である妻には特に変化はなく，そうこうしているうちに退院となった。退院後，患者さんのしびれは回復していき以前の生活レベルにまで戻った。結局患者さんは主治医をあてにすることなくよくなった。

共感を急ぎすぎるべからず（その1）

　三叉神経痛で受診した33歳の男性患者さん。ここ数日，食事の時にビリっとした痛みが走るとのこと。外来での担当医は共感を心がけ，「それは痛かったでしょう」「大変だったでしょう」と声をかけたが表情は何となくむっとした感じであった。こちらが示したつもりの共感が早すぎたかもしれないと，急いで質問に切り換えた。「痛みについてもう少し詳しく聴かせていただいてよろしいですか？」と質問に変更した。その後この男性患者さんはいかに痛みがつらいか，どんな工夫をして痛みに対処していたかをとうとうと話し，担当医も自然に共感することができた。診察の終わりに患者さんは話を聞いてくれたことに感謝を述べた。

共感を急ぎすぎるべからず（その2）

　高血圧で外来通院中の62歳女性患者さん。月に1回定期的に受診しており，外来での診察も少し話をして薬を処方するという感じである。その患者さんが珍しく立腹して言った。「このあいだ会計の時すごく待たされたんですよ」。担当医は「もしかしたらたまたまその時は患者さんが多かったのかもしれない，申し訳ない」と謝罪した。しかし患者さんの表情はどうも納得していないようであった。担当医は共感を急ぎすぎたのかもしれないと急いで質問することに切り換えた。「えっ，すごく待たされたっていうのはどういうことですか。その時の状況を詳しく教えていただけませんか」。すると患者さんはトイレに行っている間に順番を飛ばされたこと，その後の対応も次の順番までお待ちくださいの一点張りでつっけんどんであったことなどを話しだした。担当医も興味深げにその話に聞き入った。ひととおり話が終わるころには患者さんの表情も柔らかくなっていた。

家族との初回面接

82歳の女性患者さんが呼吸困難で救急外来を受診した。上気道感染を契機とした慢性心不全の急性増悪の診断で入院となった。以下は入院当日の家族との面談である。

長男を先頭にして部屋に入ってくる。	長男を先頭として入って来たのでこの時点で長男が社交の窓口と仮定
D ：どうも。○○科の△△と言います。今日のことについて詳しく教えてほしいのですが……	
D （長男を中心に家族を見回しながら，誰が答えるか探る）	
長男：今日のこと？	質問がオープンすぎるため答えに困惑
D ：失礼しました。今日，息苦しくなって救急車を呼ばれたということですが……	答えにくい質問であったことを詫び，もう少し質問を閉じたものに変更する
長男：あぁ。そうです。	
D ：その時のことを詳しく教えていただけないでしょうか？	前の質問を長男が答えたため問題の窓口にもなっていると仮定
長男：ちょうどお昼を食べ終わったころだったかな，急に苦しいって言い出して。	長男の病歴の枠組みを表明
D （長男のほうを向いて話を聞く。時々，ほかの家族メンバーに視線を送る）	
長女：1カ月前に友達と温泉に行って，その時少しきついって言ってました。	長女の病気発生の枠組みを表明

D ：なるほど，1カ月前ですか。その後はどうでした？	長女と長男の枠組みとの差を調べるための質問
長男：その後は別に普通でした。	長女の枠組みに対抗するニュアンス
長女：（長男に向かって）いや，何かきつそうだったよ。	長男の枠組みに反論
D ：（長女のほうを向いて）何となく調子が悪そうだったんですか？	長女の意見に合わせるが，長男とは対立しないようやんわりと表現
長女：そうです。	
D ：そして今日，急に息苦しくなったんですね。	長男の枠組みを支持
長男：急にというか2，3日前から少し風邪をひいてまして，それで近くの医院で薬をもらってのんでたんですよ。そしたら今日になって息苦しいってことになってここに来たんですよ。	長男の病気発生の枠組みを表明
D （長男のほうを向いて話を聞く。時々，長男の話に異論がないか長女へ視線を送る）	
D ：なるほど，風邪もひいてたんですね。	長男の使用する言葉を使用しこちらが理解したことを表明
長男：そうです。	
D ：（レントゲンを出しながら）こちらに来られた時の状況として，体の酸素が低下している状態でした。検査させていただいた結果，心不全を起こしているようです。	家族メンバーの疾患への解釈を把握したところで医者の枠組みによる病状説明
長男：入院になるんでしょうか？	家族を代表した質問
D ：はい。今日から入院になります。	
長女：どれくらいの入院になりそうですか？	長男の主導権へ対抗するための質問

D ：ん〜。どれくらいか経過をみてみないと分からないところもありますが，1，2週間以上はかかるかもしれません。	長女の立場を尊重
D ：（家族メンバーを見回しながら）ほかに今のうちに聞いておきたいことや，ご心配なことはありませんか。	質問を受けつける意思表示
長男，長女ともに：特にありません。	

　緊急入院した患者さんの家族を想定した，家族との初回面接であり，患者さん自身はこの場にいません。

　家族との初回面接の重要さは強調しても強調しきれません。全神経を集中して，家族の中の暗黙の役割はそれぞれどんなふうか，どのように非言語的メッセージをとりかわしているか，コミュニケーションの特徴はどのようなものかなど気を配っていきます。初回の面接でうまく家族に合わせることができなければ，のちのちになってもそのことが影響し，家族との関係がうまくいかないということも起こりえます。

　はじめに，医者が自己紹介をしていますが診察室に誰から入ってくるか，誰がどの位置に座るか（医者と近い位置に座るのは誰か，遠い位置に座るのは誰か），また，誰がどの位置に座るべきかを指定する人物がいるか（その人物は，家族内の重要な決定事項でも誰がどのような役割をすべきか指定するかもしれない）を観察しています。この例では，長男が最初に入ってきて，まるで家族を代表するように医者に挨拶をしたことから，家族の中で「社交の窓口」が長男であるという仮説を立てます。ひき続き，医者が病歴を聞いた段階でも長男が答えたため，長男を「問題の窓口」と仮説を立てて対応しています。

　まずは病気に関しての長男の枠組みを聞いていきます。その中で，ほかの家族メンバーが長男の枠組みとは異なる枠組みを持っているかもしれないということを意識しながら聞いていくようにします。つまり長男の枠組みは肯定するものの全面的にそれだけを真実と受け止めるのではなく，ほかの枠組みもあり

うるという姿勢で聞いていきます。

　長男と長女との枠組みにやや差があることが分かってきますが，深刻な対立ではなさそうなため，どちらの枠組みも肯定的な態度で聞いていきます。そして家族メンバーの枠組みが，医者の医学的な病気理解の枠組みとどの程度差があるのかを考えます。

　医学的な枠組みと家族の病気理解の枠組みにそれほど大きな差がなかったため，そのまま病状説明をおこなっています。今後，この家族に対する接し方としては，長男を中心としながらも長女も十分に尊重して接していくというやり方が考えられるかと思います。

第9章
家族面接——症例編2

認知症やせん妄で問題とされた患者さんとその家族

　一般病棟での入院患者さんは高齢の方も多く，それに伴って患者さんの認知症率も高くなります。それとはまた別に，高齢になればせん妄状態も起きやすいことは医療従事者がよく経験することかと思います。ごく日常の家庭の中の行動は適応できており，認知症と気づかれなかった患者さんも，入院という環境の急激な変化で，病院の中では医療者側から不適応とされる「問題行動」を起こすことがあります。せん妄状態も同じく，医療者側から見た「問題行動」が起こりやすく，対処に苦慮することが多くあります。また，家族もそうした患者さんの急激な精神状態の変化や異常行動に激しく動揺します。
　「問題行動」とは，幻覚や幻聴などについての異常言動や暴言，暴力，大声を出したりというものから，転倒の危険性が非常に高いのにベッドから自分で起き上がり不安定なまま歩行しようとするものなどまであります。ここでは，特に医療者側から見た「問題行動」の場合を考えてみたいと思います。
　こうした患者さんの問題行動に，看護師をはじめとした医療従事者は振り回されてしまい，さらに，医療安全に対する厳しい目から転倒の危険性の高い患者さんに対して神経質にならざるをえない状況となっています。
　医療者からこのような「困った状況」を家族へ説明することとなりますが，

この行為が家族にとっては，医療者側から家族への「攻撃」というコンテクストで捉えられる可能性があります。もちろん，医療者側は特にその行動で，転倒の危険性が高くなる場合はその危険性を最小限にする義務がありますし，転倒の可能性が高いことを説明する義務があります。まったくの正論ですが，一方の家族も患者さんの急激な変化に動揺しており，その上で医療者側からの「説明」（患者さんは大いに問題である，という説明）があれば，家族は医療者側からのネガティヴなメッセージに対し，抵抗するような行動を起こすかもしれません。「問題行動」を解決するために，医者が精神科へ受診させることについても家族にとってはネガティヴなコンテクストで受け取られます。その医療者側からのネガティヴなメッセージに対し，家族からは医療者への対抗手段として細かいことへのクレームなどが出てきます。そしてその行動がまた，医療者から見ると「理解していない家族」として認識され，医療者と家族との対称的関係が発生，維持されやすくなります。あくまでこれはものの見方の一例であり，これが真実であると主張したいわけではありません。しかし，こういう見方をすれば，同時に解決の方法もうっすらと見えてきます。架空の症例を使ってその対処法まで例示してみたいと思います。

　地域の急性期病院である。80歳女性の肺炎患者さん。高齢でもあり治療に難渋したがどうにか肺炎自体は治療で改善していた。しかし，せん妄状態となり幻覚が見えているような異常言動が起こるようになった。それに加え，昼夜逆転となり，ベッドから降りようとしたため常に目が離せない状況であった。入院前から，足腰もそんなに強いほうではなく，杖をついて歩行をしていたが，入院後はほとんどベッド臥床状態であったため自力で立ち上がることも困難になっていた。ベッドから勝手に降りないようにベッド柵をつけていたが，自分で柵をとってしまいベッドから降りて何度かベッドサイドで転倒したところを発見された。
　病棟看護師は対処に困り果て，主治医に精神科へコンサルトするよう依頼した。また，病棟の看護師長から家族へ，患者さんにナースコールを押すよう言っても聞かないこと，自分で勝手にトイレに行こうとして転倒の可能性が非常に高いこと，その対処に困り果てていることや，夜間は家族が付き添ってほしいことが説

明された．それに対しての家族の反応は「ご迷惑をおかけしてすみません」と何度も頭を下げていた．院内の精神科への受診が提案されたが，家族は「ちょっとそれは待ってください」と精神科受診を拒んだ．そしてそのころから家族の細かなところへのクレームが出てくるようになった．「部屋の掃除がきちんとされていない」「日差しが暑いのに，カーテンをしめておいてくれない」「寒そうなのに毛布をかけておいてくれない」など，きりがないくらいであった．

家族が患者さんの精神科受診を拒んだため，こんどは主治医のほうにお鉢がまわってきた．看護師長は「このままではあの患者さんは病棟では看きれません．何か重大な事故が起こってからだと遅いんです．先生から家族にきちんと説明してください」と主治医にかけあった．

ここで主治医が看護師長の要望通り動いて家族に説明すれば，家族と医療者側との対立構造は間違いなく悪化する．家族は主治医の説明に納得しないどころか，おそらく苦情もエスカレートするだろうと予測した．だからと言って，看護師長の言い分は一理あるし，家族の側に完全に立ってしまうと今度は医者対看護師という対立になってしまう．

医者としては，どちらにも敵対的な関係にならないよう配慮しつつ，医療者側と患者さん家族側が関係を修復できることを目指した．そのためには，医療従事者から，患者さんの「問題行動」について「注意する」ことが医療従事者から家族への「攻撃」というコンテクストで捉えられていると仮説を立て，このコンテクストをできれば変化させたいと考えた．

まず，主治医は，医療従事者側には家族に対してできるだけ患者さんの問題行動を話題として取り上げないようにし，過剰なくらい気を使ってやさしくしてくれるよう頼んだ．その代わりに問題行動についての家族への説明はすべて主治医が請け負うこととした．

さて，主治医は家族と話をすることとなった．家族全員，つまり長男，長男の嫁，患者さんの夫が来た．まず，長男から「ご迷惑をかけているようで申し訳ありません」と言い，「もともとわがままなもので看護師さんの言うことを聞かないようで」と続けた．まず主治医は，このような行動は高齢者の患者さんにとってはよくある普通のできごとでまったく心配ないこと，認知症とはまったく違い必ずもとに戻ること（別に主治医はこの患者さんがもとに戻ることを確信していたわけではないが）を説明し，医療従事者が過剰に反応してしまい家族を動揺させてしまい申し訳なかったと詫びた．そして精神科への受診は，主治医の見立てではまったく必要がないことを説明した．家族からは「手が少しはれているが点滴

漏れではないか」「姿勢がいつも同じような気がするが，きちんと体位変換はやってもらっているのだろうか」「ひじに青アザができているが介助している時に，どこかで打ったんじゃないだろうか」などの苦情や指摘があった。主治医は家族へのネガティヴな感情をおさえつつ，1つひとつを決して否定せず丁寧に聞いていった。時にはやや大げさに「そんなことがあったとは」と驚きながら，「本当に申し訳ありません」とお詫びした。

　一方，主治医は看護師に対しても「問題行動」を不問にしてがまんしてもらうようお願いした。

　主治医は家族説明のたび，「問題行動」をノーマライズし，問題ではないことを強調した上でワンダウン・ポジションを心掛けた。少しずつではあるが家族からの苦情や指摘も減っていった。すると看護師の間にも徐々に「問題行動」の話題や「問題の家族」の話題が出なくなり，もはや問題が問題でなくなった。

解説とつけたし

　医療従事者の「正論」が，場合によっては家族への「攻撃」というコンテクストで捉えられる場合があります。そしてその「正論」は「正論」であるがゆえになかなか意見を変えることは難しいです。いったん出された「正論」は変化させることが難しく，硬直してしまいます。まずはその「正論」を棚上げすることから始まります。

　患者さんの「問題行動」によってほかの患者さんへ迷惑がかかるようであれば，それを注意するのは医療の公共性を守る医療従事者にとって「当然」のことです。また，転倒の危険性が高ければそれを「注意」することも「当然」のことです。

　医療従事者対家族の対立構造になった場合，医者にとって難しいのは医者の立ち位置だと思います。出発点は医者は医療者側であり，家族と対立している立場です。しかし，医者も一緒になって家族批判をしても，何の解決にもならないことは明らかです。逆に，医療者側につかなかった場合，完全に家族の味方になり，対立している医療者を家族と一緒になって批判すれば，結局は対立構造はそのままになります。意図的にであれば，一時的にそういう態度をとる

というやり方もあるとは思いますが，上の例では，どっちにもなるべく敵対せずという態度をとりました。

　医者が家族とのコミュニケーションをとる上で，先に紹介したジョイニングは何よりも優先されますがほかの医療従事者が家族とどういう関係にあるか，看護師，事務員，清掃業者，受付などなど数え上げればきりがありません。紹介された患者さんであれば前医との関係がどうだったのかまで想像すべきです。もちろん想像でかまいません。しかしたとえば，前医で医療不信を持っていればそれを考慮しなければ，スムーズな関係づくりはできないことは想像にかたくないと思います。

　そして，対称的となっている関係を相補的となるようにメッセージのコンテクストに注意します。すなわち，内容（コンテンツ）は「転倒の危険が高い」と言う時にも，「医療者側が，高い転倒の危険性を完全に管理できず申し訳ない」「転倒について心配をしないといけない状況をどうにもできず申し訳ない」とし，伝達する内容としては同じでも，関係性としては医療者が家族に負けるという構図にして相補的関係を目指しました。もちろん，上で述べたように転倒の危険が高いことをどうにもできないことは医療従事者の全面的な責任ではありません。しかし，その「正論」を引っ込めて，メッセージのコンテクストを変化させました。

問題の窓口を間違えた場合

　日常診療ではいろいろな患者さん，患者さん家族との出会いがあり，いろいろなタイプの患者さん，患者さん家族がいます。医療者も患者さんも人であるからもちろん合う，合わないもあります。相性のことまでは，さすがにコミュニケーションの問題とするわけにもいかず何とか無難にこなすのがベストだと思います。こちらが「この患者さんや家族は合わないな」と思っていても，相手はそう思っていない場合もありますし，その場合は無難に過ごすこと自体はそう難しくないでしょう。しかし，その「やりにくさ」が相性の問題ではなく，医療者側の家族の取り扱いから起こっている場合もあります。

　すでに述べたように，家族との良好な関係をつくるには目に見えない，家族の役割やルールに合わせることが大事です。そのルールに合わせていないことで，「やりにくさ」が現れている場合があります。

　普段，診療をしている中で，家族の役割や暗黙のルールについてまで考えることはありませんし，ほとんどその必要性もありません。診療の中で，家族も含めて対応する場合でも，ほとんどの場合，いわゆる常識的な態度で接することで事が足ります。

　しかし，ごくまれに常識的な態度で接していても，それが家族のルールに反することがあり，そのことで医療者側と家族との関係がしっくりいかないということが起こります。しかもこのような場合は個人のコミュニケーションの技術などとは関係なく起こるため，どうしてうまくいかないのかがまったく見えてきません。ただ単に相性が悪いようにも見えます。そうした例を挙げ，家族の役割に合わせることにより解決する方法を示してみたいと思います。

　8月の半ば，暑い盛りのころである。80歳の男性が脱水で入院となった。もともと糖尿病があったが特に内服もせず，HbA1cは6.0％台と，糖尿病といっても

軽い部類である。妻との二人暮らしで身の回りのことはもちろん，食事などの家事もこなしていた。たまにヘルパーさんが，家の様子を見にいっていた。2,3日前から風邪をひいて食事が入らなくなり，寝込んでしまった。妻も高齢でなかなか本人を病院に連れて行けずにいるところへヘルパーが様子を見に来て病院を受診させ，そしてそのまま入院となった。幸い，非ケトン性昏睡というほど重症でもなく，熱中症のような横紋筋融解も起こっていなかった。輸液をして，徐々に症状は軽快していった。隣県に長男が住んでいたが，仕事が忙しいとのことで週末に来院したりしなかったりといった調子だったが，妻は毎日病院に見舞いに来ていた。担当の研修医はまめに妻に話しかけ，良好な関係をつくるように努めた。

病状も落ち着き，カンファレンスでは，そろそろ退院ということになった。そこで担当研修医は患者さんとその妻へ「そろそろ退院できる状態なのでできれば今週中に退院してほしい」と伝えた。妻は「息子と相談してからまた返事をしていいでしょうか」と答えた。翌日，妻から，「息子が病状を聞かせてほしいと言っているので週末話をしてほしい」と申し出があった。

さて，長男，妻との面談当日，研修医から長男へこれまでの経過を説明し，「もういつでも退院できる状態です」と言って退院の期日を決めてもらおうとした。しかし，長男からは「今みたいな状態だと足も弱っていてとても心配，とても帰れる状況ではない」と言い，研修医からの退院の申し出を拒んだ。その後長男からは，「こんな状況で退院させようとしたのか」という苦情や，その他病院での対応への不満が強い口調で語られ，研修医はひどく困惑してしまった。患者さんの妻とは良好な関係をつくっているつもりだっただけに，後から現れた長男にはどうしたらよいものかと対処に行き詰まった。

結局，退院の話はあやふやとなり，それどころではなくなった。その後も，長男は来院の度に，研修医へ治療方針や病院への苦情を言い，研修医はそれに対応しきれずたじたじとなってしまっていた。一方で研修医は患者さんの妻には「退院を決めてもらえないか」と退院についての交渉をしていた。しかし当然のごとく，退院の話は進展しなかった。

研修医はいよいよ今の状況に行き詰まり指導医に相談することにした。指導医からは今の状況として①研修医が妻に退院を働きかける→②長男から研修医へ苦情を言い，退院を拒む→③研修医は長男と話しにくくなり，妻へ退院の話を出す，という悪循環になっていること，退院をする，しないで研修医と患者さん家族が対称的関係，つまりどちらとも自分たちの言うことを聞かせようとしている関係になっていると見た。その上で，解決策として①退院の話題の窓口は長男へ変更

すること，②いったん，退院という方針は無期限に保留とすることとした。そして長男の対応は指導医がすることとした。

その後，研修医は患者さんの妻とは無難な世間話に始終することにし，退院の話や大事な病状の話はさけるようにした。そして，いよいよ長男が来院した。指導医の横に研修医が同席した。指導医は「○○さん（長男の名）のおっしゃる通り，これではまだまだとても退院のできる状態ではありませんでした。われわれの指導不足で申し訳ありません」と詫びた。その後，長男からはいつものように病院での処遇についていろいろと指摘や苦情があり，指導医はそれらについて「われわれの力不足で申し訳ない」と詫びた。そして，どういう状態になったら退院できるか，どれくらいの期間が退院に必要かなどが話し合われたが，指導医からは「まだ，とても退院できる状態ではない」ということが強調された。そして最後に，1週間後に次の病状説明をすることとしてこの日の面談は終了した。

1週間後も研修医，患者さんの妻が同席のもと，指導医から，長男へ病状説明がおこなわれた。前回と同様の流れでおこなわれたが，長男の病院への苦情の勢いが，若干弱まってきているように思えた。

その後，妻から研修医へ，患者さんを少し家に帰らせてみたいという申し出があった。研修医は指導医へ報告し，指導医は「外出だけなら」と許可をした。そのころ指導医は，状況が変化していることを確信した。

さらにその後，指導医は，患者さんの外出と外泊については研修医と妻が話し合って決めることと指示した。結局，試験外出で自信を得たのか，妻はその週退院を申し出て，退院した。

解説とつけたし

問題の決定権，この場合は，患者さんの退院ということになりますが，それは妻が持っていました。しかし，その交渉を直接，妻とおこなうという研修医の行為はこの家族のルール違反となってしまいました。日常の何気ない，社交的な話題を妻と話すことはルールとして問題はありませんでしたが，家族にとって負荷となるような話題は，長男を通さないといけないという暗黙のルールが存在していました。それは最初から分かっていることではなく，医療従事者が家族と対話をしていて，「何となくやりにくい」と思う状況から予測をつ

けて（仮説を立てて），それが結果としてうまくいきました。このような予測は，普段私たちが常識的に考えるようなコミュニケーションの手法，テクニックでは思いつきませんし，解決も難しいです。

　家族の役割という視点は上のような例で見てもらえれば分かるように，家族と対話する上で基本となります。これを間違えれば，こちらはたとえ「よい」対応をしているつもりでも，突然よく分からないような苦情を受けたり，良好な関係をつくれなくなってしまいます。またそれまで良好な関係をつくっていたつもりでも，突然それが崩れてしまいます。これは1対1の個別のコミュニケーションの視点では見えてこないところです。個別でのコミュニケーションで良好な関係を再構築しようとしても「関係づくりが困難な例」となってしまいます。家族全体や，それを取り巻く周囲の人間，そして，医者だけでなく，看護師なども含めた家族に影響のある医療従事者にまで考えをめぐらし，互いがどういう関係になっているかを判断するのが理想です。しかし，実際そこまで考えて対応するのは難しいですが，対応がうまくいかず行き詰まった場合，こういう視点を持てば硬直した事態を変化させる可能性が出てきます。

　なお，家族の役割を「間違って」対応するというふうに表現していて，いかにも何か家族の中に「正解」の役割があるかのように表現していますが，もちろん「正解」や「本当」の家族の役割が存在しているわけではないことに注意していただきたいと思います。あくまで，そう考えること，そのように見立てることが（たまたまかもしれないけれども）うまくいくというだけのことです。

医療サイドと家族の中のキーパーソンが一致しない場合

　日々の診療では，患者さんの話だけでなく，家族からも話を聞くことは，特に家族との面接を意識していなくても日常的におこなわれています。特に入院では，医療従事者が家族からも一緒に話を聞くことは当然のようにおこなわれていると思います。家族と話をすることで，家族の中の重要人物，つまり家族のキーパーソンを医療者側が決定し，カルテに書き込むことも日常的におこなわれています。キーパーソンが誰であるかの決定は，非常に常識的な視点で判断されるため，普通は誰も異議をとなえようのない人物が選ばれています。そして医療者側が家族へ接する際も，キーパーソンとそれ以外の人物で差が生じる場合があります。しかし，医療者側から見たキーパーソンと，家族から見て，家族の中でキーパーソンとされる人，もしくはキーパーソンとして扱われるべき人物とは必ずしも一致しません。

　誰を重要人物として扱うのかを間違って対応すると，これも結果として何となく家族とうまくいかない，良好な関係を築きにくい場合が出てきます。

　関節リウマチで外来通院中の76歳女性患者さん。長年のリウマチで両側手指，足指，膝関節の変形で歩くのも不自由である。何とか杖をついて歩いているような状況であったが，ある日自宅で転倒し，しりもちをついた。すぐにかかりつけの病院を受診し，幸い骨折などはなかったが，腰痛で立てなくなり入院することとなった。同じ県内に長女が住んでおり入院時に知らせを聞いて駆けつけてきた。とりあえずは痛みで動けないため，安静のため入院する必要があることを説明した。看護師が家族に生活のことを聞くと，長男夫婦と暮らしており，長男の嫁が面倒を見ていたとのことであった。しかし，日中は長男夫婦とも仕事をしているためデイサービスなどを利用していた。普段の生活でもかなり介護が必要である状況を聞き，知らず知らずの間に長男の嫁に同情しながら介護の状況を聞いていった。それに対して長男の嫁は，それが自分の当然の義務であると言わんばかりにたんたんと話をした。話を聞いている最中，医療者側はほかの家族メンバーは

眼中になかった。そしてキーパーソンを長男夫婦としてカルテに記録した。

　治療としては安静で，入院とはいっても特に心配ないことを家族へ説明した。キーパーソンである長男夫婦は仕事が忙しく，なかなか来院できず長女がほとんど毎日のように見舞いに来た。それでも着替えなどを取り替えてもらうのは長男の嫁がおこなっていたので病棟のスタッフは長男の嫁とはこまめに連絡を取った。

　一方，長女は来院のたびに看護師に病状を尋ね，たびたび主治医にも病状説明を求めた。主治医は，長女があまりにも心配しすぎではないかとは思いながらも，求めに応じて簡単にベッドサイドで病状を説明した。逆に長男夫婦は冷静に対応しており病棟スタッフとの関係も良好であった。主治医からのきちんとした病状の説明も，主に長男夫婦へおこなった。

　入院生活が長引くにつれ，長女から，特に看護師への不満や指摘が出てくるようになった。同時に不安も強く，医療者側は長女を何となく避ける風潮が出てきた。それとは対照的に，長男の嫁に対して医療者側はますます好意的に接するようになった。

　病棟スタッフの間では長女の行動が問題視されるようになっていた。長女が見舞いにやってくると，病棟スタッフをつかまえては病状に対する不安や病棟での患者さんに対する処遇への不満を長々と話すためであった。

　この硬直した事態を何とかしようと，病棟スタッフでカンファレンスを開いた。まず，長女のパーソナリティが不安や不満を持ちやすいという問題が出され，話し合われた。不安に対して精神科受診を薦めるなどの案も出されたが，実際に実行できそうな解決策は出されなかった。次に問題となったのは，病棟スタッフが長女とあまり接しないため，長女がますます病棟スタッフをつかまえて長々と話すようになり，その結果として病棟スタッフは長女をますます避けるようになるという悪循環になっているという指摘だった。そこでとりあえずの解決策として長女が見舞いに来ているところを見かけたら，病棟スタッフのほうからこまめに声をかける，長女の話をある程度はしっかり聞くこととした。また，病状説明も長男夫婦だけでなく，長女も一緒に呼ぶこととした。

　その後，病棟スタッフの長女へのネガティヴな感情が弱まっていき，長女の行動を問題視する声も減っていった。それと同時期に長女の執拗な訴えも不思議と減っていった。もはや病棟スタッフにとって，長女は問題ではなくなり，問題として扱われなくなった。

解説とつけたし

　日常診療の中で，患者さんだけでなく家族と会って話をすることは，特に入院の場合はルーチンとしておこなわれることが多いです。家族からの情報は，患者さん本人からの情報を補う大切なものも含まれるからです。それに加え，患者さんの疾病の面，入院期間の生活だけでなく日ごろの生活，退院後の生活にまで気を配る必要があります。特に介護が必要な場合はこういったことが重要となってきます。その中で，医療者は家族の中の「キーパーソン」を自分たちの視点から決定し，文字通り重要な説明や決定を医療者とともにおこなっています。ただ「キーパーソン」の決定やその扱いは医療者の独断ですが，それを忘れてしまっているところがあります。そしてその対応にはしばしば私情が入り込んでしまいます。上の例のように，血縁以外の者が献身的に介護をしている場合には，医療者は介護者に「肩入れ」してしまい，ついついほかの家族をないがしろにしてしまうこともあります。しかし，たとえ家族が介護を他人まかせにしているように見えても家族は家族であり，心配しないはずはありません。そのような家族の気持ちを考えず，日ごろ疎遠だからとか，介護をしていないということで家族は患者さんに無関心である，心配していないと安易に考えるべきではありません。そして医療者側がキーパーソンと考える人物と，家族の中で「キーパーソン」として扱われるべき人物との不一致が往々にして起こります。これには単純に家族に合わせて家族の中の「キーパーソンとして扱われるべき人物」をキーパーソンとして扱えば解決します。医療者側から見ればこういった本当に些細なことが，家族にとっては重要な意味があります。

遠くの親類が来た場合

入院中,家族への病状説明は言うまでもなく医者の義務であり,説明する機会を利用して良好な関係をつくったり,家族を安心させたりすることは大事な診療上の仕事です。

突然,遠方からの親類などが訪問し,病状説明を求められることがあります。家族や患者さん本人へ十分な説明をしていたのに,それまで関わりのなかった第三者に突然説明を求められれば,ある種戸惑いを感じたりもします。こういう場合,相手の態度によってはネガティヴな感情を持ってしまいがちになります。事前のアポイントメントや予告がなく説明を求められたり,明らかに医療に不信な態度であったりすればなおさらです。こういった相手に対してネガティヴな感情を持ったまま会っても関係がうまくいかないことがあり,うまく関係がつくれないと,今度はうまくいっていた患者さん本人や家族とも関係が悪化する可能性があります。つまり遠くの親類のせいで医者と患者さん,家族の関係が壊される可能性があります。医者と,遠くの親類とが悪い関係でなくても,あまりうまくいっていなければ治療についていろいろと指摘が出てきたり,それが苦情に発展したりということも起こりえます。そしてそういった遠くの親類には,こまめに会うことができないため通常診療をしている中では関係づくりがなかなか難しく感じます。

なかなか会うことができないことが前提となるため,解決策としては実際会った時に,たとえ突然来院した場合でも十分に時間をかけて話をすることです。まず,これが1つ大事なことです。もう1つ大事なことは,そういった場合に持ちやすいネガティヴな感情を,完全に消してしまうことは難しいにしても頭のすみに押しやって,できるだけ相手に気持ちよく帰ってもらえるように心がけることです。これら2つのことができれば問題になることなく対応をすることができます。

陳旧性心筋梗塞による慢性心不全があり，上気道感染による慢性心不全の急性増悪により入院となった78歳男性患者さん。呼吸困難などの症状も落ち着き，増悪の原因となった感染も改善した。患者さんはもともと外来で通院しており関係も良好であった。家族も4年前に心筋梗塞で入院した時から知っており，良好な関係である。今回の入院では研修医が担当したが特に問題なくスムーズに入院生活をおこなうことができた。そんな時，突然遠方からの親類が病状を説明してほしいと来院した。指導医は外来診療中，担当研修医は別の患者さんの処置をしていたため後日，病状説明する約束をしようとした。しかし，明日には帰ってしまうので今日しか時間がないとの返事であった。担当研修医は早く処置を終わらせ，その後病状説明をおこなう返事をした。さて，研修医は処置を急いで終わらせその親類と会った。今までの経過を誰か家族から聞いたか質問したところ，何も聞いていないとのことであったので，二度手間になってしまったと思いながらも今まで家族や患者さんへおこなった説明を一からおこなった。その親類からの質問として薬の副作用は出ていないか，入院期間はどれくらいか，合併症はどういうものがあるかなど事細かに聞いてきた。研修医の心情としては，ほとんど状態も落ち着いている状態だったため，今さらそんなことを質問してどういうつもりだと感じていた。研修医としては，本当は早く説明を切り上げたかったが，質問に答えたり，その親類も長々と話をしたりということで，かなりの時間がかかった。予定外のことに時間をとられてしまったことで，研修医はその親類に対しネガティヴな感情を持ってしまった。その日はそれで終了となったが，後日，その親類から病棟へ電話があった。内容は，その親類が見舞いに行った時，認知症があるようだったので，薬の副作用ではないかという問い合わせだった。研修医からその親類へ薬の副作用でないことを電話口で説明したが，その後，家族からも認知症の症状が出ているようだから今の薬を変えてほしいという要望が出た。研修医から薬の副作用ではないことを再三説明したが，家族は納得せず，研修医との関係がうまくいかなくなってきた。その後も家族やその親類からの電話で治療方針についての指摘や反論が次々出てくるようになった。いろいろと研修医が聞いているうち，その親類の知り合いに医者がおり，その医者にここでの治療方針を相談しているとのことであった。研修医はこの家族と親類について対応に困り果てていたため指導医と一緒に対応してもらうこととした。さて，例の親類が再び来院した。毎回の通り，特にアポイントメントもなく説明を求めたが，研修医と指導医はしっかりと時間をとって話をすることにしていた。指導医と研修医は，できるだけ歓迎ムードでその親類に対応した。まず，認知症になっているようだと

いうことについて，どういうところでそのことに気づいたかなど詳細に聞いていった。そして親類の相談相手のドクターの意見がどういうものであるのかについてこれまた詳細に聞いていった。そして薬の副作用ではないかという意見についても否定せず，なるほどそうかもしれないと，薬の内容を変更できるところは変更することを約束した。そして，副作用について勉強不足であったと謝り，そのドクターの指摘が的確であり，その指摘のおかげで誤った治療に気づくことができたとそのドクターを賞賛した。またぜひ気づいたことがあったらそのドクターと相談して教えてほしいと伝えた。次はいつごろ来院できるか，その親類へ尋ねたが忙しくて分からないという返事だったので，忙しい中来院したことをねぎらい，ぜひまた近いうちに来院してほしい，病状説明をしたい旨を伝えた。

その後，その親類からの電話も，来院することもなくなった。家族は認知症の症状は良くなったようだと報告するようになり，研修医と家族との関係も改善していった。

解説とつけたし

突然，遠方の親類が訪ねてきた場合，患者さんや家族へ説明していた内容を再び一から説明しないといけなかったり，こちらに対し明らかに不信を持っていたりすることがあります。そういった場合，対応する医療者もその親類へネガティヴな感情を持ちやすくなります。くり返しになりますが，対応としてはできるだけそのネガティヴな感情を出さないようにすること，家族のように（場合によっては家族以上に）大切に対応すること，しっかり時間をとって対応することを心がけます。要するに，遠方からの親類だからといって，決して軽視しないこと，ワンダウン・ポジションに徹することです。こちらに不信を持っていれば，余計な心配をさせてしまい申し訳ないと対応するくらいの気持ちで接します。たとえ患者さん本人や家族との関係がうまくいっていても，最初から関係づくりをするつもりでというのを心に留めておくべきです。

家族の中で意見が食い違う場合

　患者さんの処遇をめぐって，患者さん本人の希望だけでなく家族の意向を反映させることは大事なことですが，その意見が食い違う場合，つまり，一方の意見に従えば他方の意見とは相容れなくなるという場合，医療者は非常に困った立場になります。患者さんの自己決定権が言われていますが，これには患者さん家族も含んでいます。それゆえに意見が分かれた時には患者さん本人の意向に沿えばよいという単純なものではありません。こういったことは臨床経験を積んでいれば実感することが多いと思います。しかも，大事な臨床上の決定が必要な時に家族の中で意見が食い違えば，医療者の困惑は強くなります。何とか意見をまとめようとする場合，医者が一段上の立場，権威的な立場であればスムーズに事が運びますが，そうでない場合，家族を調和させる試みが必要となります。

　　患者さんは82歳の女性。もともとアルツハイマー型の認知症と高血圧があり外来に通院していた。2日前から38.0℃台の発熱があり受診した。レントゲンなどの検査をおこない右下肺の軽い肺炎であった。入院について連れてきた長女夫婦と話し合ったが，2年前に同じように肺炎で入院した時，認知症がひどくなったので入院はさせたくないとのことであった。全身状態もよいため，外来でしばらく抗生剤の点滴投与をすることとした。
　　翌日になり長女夫婦と次女がいっしょに来院した。次女も病状について聞きたいとのことであった。主治医は前日のレントゲン結果などを見せながら「肺炎を起こしているので入院治療も考慮しましたが，以前入院された時認知症が悪化したようですし，肺炎事態も軽症なので外来で治療したいと思っています」と答えた。次女は「ちょとすいません」と主治医を長女夫婦と離れたところへ呼び出し，「ほんとうに入院しなくて大丈夫でしょうか。心配になるんですけど」と不安そうに尋ねた。そこで主治医は「もちろん症状が悪化すれば入院ということになるかもしれませんが，今の時点では外来でも治療可能だと思います」と答えた。する

と次女は「でも，心配ですので，できれば入院できないですか」と入院の希望を表明した。そこで主治医は家族の中で話し合ってもらおうと次女へ話しかけた。「長女さんは入院を希望されないとのことだったので，ほかの家族の方とも話し合われたほうがよいかもしれません。その結果をまた教えていただけませんか」。すると次女は「姉には私から話しておきますから，入院にしてもらえないんですか」とやや責める調子で主治医に訴えかけた。主治医はこの次女について，おそらく長女と正面から意見を対立させたくない，しかし，自分の意見を通したいものと仮定し，「分かりました，入院の方針で考えたいと思います。それでは私から長女さんとご主人に入院ということで説明をしたいのですがよろしいでしょうか」と申し出た。すると次女は「ありがとうございます」とはじめて笑顔を見せた。主治医としては，おそらく長女と話し合いをするよう次女を説得しようとしても次女は聞き入れないだろうと予測し，まずは次女の枠組みを全面的に肯定しようと試みたのである。主治医の思惑通り次女と良い関係をつくれたようなので，次女とともに長女夫婦のところへ向かった。

　今度は長女夫婦と次女の同席のもと主治医は次のように説明した。「たしかに入院すれば認知症が悪化するかもしれませんが，はじめにもお話しましたがやはり高齢での肺炎ですので入院による治療がよいかもしれません」。すると長女は何か考え込んでいる様子であったので，主治医は「長女さんはどうでしょうか？」と話をふった。長女は「認知症のことは心配なんですが，先生がそう言われるのなら最初にも入院になるかもしれないと聞いていたのでしょうがないですね」としぶしぶではあるが，入院に納得したようであった。そして主治医は次女へも話をふった。「認知症が悪くなるかもしれませんが入院でいいでしょか？」次女は満足そうに「ありがとうございます。入院でおねがいします」と返答した。

解説とつけたし

　家族間で意見が異なる場合と言っても，その中にはさまざまなコンテクストの下で起こっている場合があります。たとえば，1つはもともと強い葛藤のある家族であるという場合が考えられます。あまりにも対立が強い場合には同じ席で話し合わせることは不可能に近いでしょう。そういう場合には患者さんに近いほうのメンバーの方針を採ることが多いように思います。こういった場合，対立する者同士は何とか医者を見方に引き入れて相手より優位な立場に立

とうとします。そういった場合,「あなたの味方にはなるけれども相手とは敵対しません」という態度で接していくほうが無難です。そして,相手に対し「面会を断ってください」「受診していることを知らせないでください」などの理不尽な要求も起こりえます。そういった時の対応の一例として,ワンダウン・ポジションを維持しつつ,「申し訳ありませんが,血縁の方には本人が拒否しない限りは病状を説明する義務があります」と,要求を断るのがよいと思います。

　対立が深刻でなければ両者の話し合いを促します。たとえ両者がけんかになっても,もともとの関係が深刻な対立関係でなければ合理的な結論にいたることができる印象があります。

　もう1つは,上の例のように意見の対立を避けようとする場合です。この場合は話し合いを促そうとしても困難な場合が多く,また意見の対立も認めようとしない場合があります。つまり,対立を隠そうとする場合です。上述の場合では,最初の面接で長女夫婦と関係をつくっており,次女の枠組みを肯定することで次女とも良好な関係をつくっています。もし,上述の例と異なり,次女の枠組みに対して長女が「入院はさせない」と主張したとすれば,主治医は今度は次女に対して「長女さんはこうおっしゃっていますが」と話をふり,それでも次女が主治医に「入院させてほしい」と答えれば,主治医は次女に対して,長女に向かってそれを言うようにはげまし,二人での話し合いを促すことができます。上述の場合には長女が妥協し次女の主張が通った形となっていますが,経験的にもより不安の強い者や,主張の強い者の意見が通るように思います。また,上の例のような次女の場合,医療者はついつい「操作的」というレッテルを貼ってしまいますが,レッテルを貼ることによる否定的な感情のほうが副作用が多いように思えます。つまり,レッテルを貼ることでますます問題解決から遠ざかってしまう結果となります。

要求の多い患者さん，家族

　上で見てきたように医療従事者の対応が間違っていた結果として，患者さんやその家族からの苦情やさまざまな要求，治療方針への異議などが出る傾向にあります。そういった中でも，要求がましいと感じられるような患者さんや家族もむしろ，対応の間違いの結果起こっていることが多いように思われます。しかし，どこをどう対応を変えればよいものか，また，対応を変えたつもりなのにうまくいかないというような場合もあります。次はそういった例を出して対応を考えてみたいと思います。

　患者さんは77歳の男性でもともと肺気腫がある。6年前に自宅の庭の木から転落して，外傷性の頸髄症を負った。四肢麻痺でほぼ寝たきりの状態となり，喀痰も自力で出せないため気管切開をしてある。転落以来入院生活が続いており，現在は長期療養型の病院に入院中である。家族は妻のみでもともと妻との二人暮らしであった。誤嚥性肺炎を繰り返すため前医で胃ろうを造設されている。

　現在の病院に転院して1年半ほどになるが，病棟スタッフからは要求の多い妻として知られていた。体向の時間が少しでも遅れれば苦情が出たり，室内の温度が暑い，寒いで頻繁に病棟スタッフともめていた。また，経口摂取を禁止しているにも関わらず自宅から食べ物を持参しては本人へ食べさせていた。病棟スタッフは誤嚥の可能性が高いことを説明し，再三注意したが妻は聞く耳を持たぬふうであった。また，本人も不安が強く，息苦しいという訴えがあり，頻繁にナースコールを押していた。そしてそのナースコールに答えるのが遅いと，妻は病棟スタッフに不満を持っていた。

　主治医に対しても妻は不満を持っているようで，新しく薬が加わると大抵それを拒否した。その反面，要求が非常に多く，「少し体が熱いみたいだけど熱があるのではないか」「体がきつそうだけどどこか悪くなっているのではないか」といった訴えが頻繁に聞かれた。

　主治医の移動により，担当医が変わることとなった。新しい担当医は，まず，どう対応しようかと方針を考える上でそれぞれの心情と，関係について仮説を立

てた。まず，患者さん本人は突然の事故で身体の自由を奪われ，絶望的，抑うつ的となっている，不安が強くなるのも当然であろうと考えた。妻については，夫が重度の障害を持つようになり同じく抑うつ的となり，家に連れて帰れないことでの自責の念や，自分しか介護する者がいないという孤独感を持っているかもしれない，そうした考えやいらだちが病棟スタッフへの攻撃として現れているのかもしれないと仮説を立てた。

　まず，新しい担当医は妻からの苦情に対して，もっと苦情を言うようにというふうに対応した。妻がいつものように不満を言い出したところで「言われるようなご指摘をよく受けるんですよ。こちらの病院の体制が十分なものでなくて申し訳ありません。ほかにもたくさんご不満な点があるでしょうからどうぞ教えてください」と，丁寧にメモをとりながら話を聞いていった。時には，「ちょっとそこのところはもう少し詳しく教えていただいていいですか」と，さらに詳しく話すよう促していった。

　病棟スタッフに対しては，患者さん，妻に対しては過剰なくらいやさしくするように，そして妻が食事を食べさせても，一切注意はしないようにと要請した。

　新しい担当医は治療方針についてもなるべく患者さんや妻の枠組みに沿うように対応した。たとえば，酸素の必要のない状況や点滴の必要のない状況でも要望があればおこなっていった。妻にはこまめに話しかけ，毎日のように見舞いに来ていることについて十分ねぎらうように努めた。また，機会があるごとに「まだまだ不満はあるはずだ」という態度で話を聞いていった。

　そうしているうちに妻からは，病院への不満よりも将来についての不安が語られるようになり，以前のような要求がましさはなくなっていった。

解説とつけたし

　医療不信や要求の多いような患者さんや家族に対して，病棟スタッフの労力が非常に大きく使われ，腫れ物に触るような対応を強いられるため病棟スタッフが疲弊している場合があります。しかし病棟スタッフや医者は気を使ってはいても，患者さんや家族の態度に変化が見られないと余計に事態が硬直してしまいます。

　ただ，不満や苦情を言われた病棟スタッフは患者さんや家族に否定的な感情を持つのは当然ですが，知らず知らずの内にその感情を患者さんや家族にぶつ

けている場合があります。上の例では妻が食事を勝手に食べさせたことについて，病棟スタッフの注意がまさに，患者さんや家族の苦情への対抗手段となっています。医療従事者にとって当然と思われるこうした注意や指示が，患者さんや家族にとって攻撃のコンテクストでとられているということはよくあり，十分に注意する必要があります。そしてもう1つ，医者のみが患者さんや家族へ対応を変化させるより，病棟スタッフにも変化を促すよう対応することが必要です。その際大事なことは，病棟スタッフからなるべく反発されないような指示をすべきです。上の例でも，病棟スタッフは，自分たちは悪くないから変化の必要はないと反発することは十分に考えられます。そして，変化については態度や発言の内容が変化するだけでなく，相手にとってのメッセージのコンテクストが変化することを目指します。コンテクストが変化していなければ，努力にも関わらず思ったような変化がないという結果になってしまいます。非言語的メッセージを含め，相手にとってコンテクストが変化しているかというのは大事です。

第10章
家族面接——症例編3

■症例1：74歳男性

　74歳の男性患者さん。長年一人暮らしで身の回りのことは，食事も含めすべて自分でしている。近くに長女が住んでおり，1日から2日に1回，家に父親の様子を見にいっている。今回は，ここ半月ほど食欲が落ちており，元気がないようだということで長女が心配になり病院へ連れてきた。患者さんは元来病院ぎらいで，現在もどこにもかかりつけ医がいない。

Dr	：どうも，こんにちは。どうぞお座りください。今日は，どうされましたか？	まずはオーソドックスな挨拶で様子を見る
長女	：あの〜父なんですけれども，最近どうも元気がないというか……	長女が問題を話し出したことで長女が問題の窓口であると仮定
父	：いや，何も変わったことはないよ。	長女の問題の規定に反発
長女	：いいや，おかしいって。最近ほとんどつりにもいってないし。	父の問題の規定に具体例を出して対抗
Dr	：つりですか？	問題について話を広げるため質問
長女	：そうなんです。うちの父はすごくつりが好きでしょっちゅう行ってたんですが，最近はほとんど行かなくなって。	医者の質問に従い，問題の詳細について話を広げる

父	：最近天気が悪かったから行ってないだけだよ。	長女の問題規定に再び反発
長女	：それに最近，きついきつい言ってたじゃない。	父の反発に対抗
Dr	：（長女へ）最近元気がないと言われましたけど，ほかに気づいたことはないですか。	問題の詳細を促す質問
長女	：そうですね。（考え込む）	
Dr	：（父へ）食事なんかはどうです？　しっかり食べられてます？	父へ問題の規定を質問
長女	：（父に向かって）あんまり食べてないよね。	長女，代わりに返答
父	：（しぶしぶという感じで）ううん。	父，長女の枠組みに同意
長女	：（Drに向かって）ここのところ食べる量も減ってます。	父が同意したことで父に代わって返答
Dr	：半分くらいとか，ですか。	長女の発言へのクローズドクエスチョン
長女	：たぶんそれくらいです。	質問に対する返答
Dr	：ほかには何か変わったことはないですか？……睡眠とか。	問題の詳細をさらに調べるため比較的閉じた質問
長女	：1日中寝てます。	やや極端な表現で回答
Dr	：1日中ですか？	相手の表現をそのまま使用し，別の表現での回答を期待
長女	：ぜんぜん家から出ようとせずに，私が家に行っても部屋から出てこなかったりホントに困ってるんですよ。	答えについての詳細を表明するが，やや父への対立的様相が強い
Dr	：（父に向かって）1日中寝てるんですか？	医者が，長女と一緒になって父と対立するという形を避けるため父の枠組みを探る
父	：別に1日中寝てるわけじゃないんですよ。部屋から出るのが面倒だから家にいるだけです。	長女の枠組みを一部否定

Dr ：（長女に向かって）でも家から出ようとしないから困ってるんですよね。	長女の枠組みを支持することで父を挑発
長女：そうなんです。だから何か変な病気じゃないかと思って連れてきたんです。	長女の真の受診の目的を表明
Dr ：変な病気じゃないか心配なんですね。	長女の枠組みを確認
長女：そうなんです。	
Dr ：そしたら，もう少し詳しくお話を聞かせていただいていいですか？	問題の内容がまだ漠然としているため，さらに話を促す
（長女に向かって）1日中寝てるってことは1日中ふとんに入ってるってことですか？	長女の枠組みを使用し例外を探る質問
長女：（父のほうを見る）	
父　：ふとんに入ってるってわけじゃないけど。	医者が長女の枠組みを使用していることに反発
Dr ：（父に向かって）寝すぎて逆に眠れないってことはないですか？	話を父に向けることで父に接近
父　：いや，昼は寝てないです。	質問に返答し父の枠組みを表明
Dr ：じゃあ，ごろごろ横になってるって感じですか？	父の枠組みを予想し質問
父　：まあ，そんなとこです。	医者が使用した枠組みを肯定
Dr ：（長女に向かって）もちろん今まではそんなんじゃなくて普通に生活してたんですよね。	過去と対比することで，長女の枠組みを肯定する
長女：（うなずく）	
Dr ：でも変わったところはないんですよね。	父の枠組みとの差を提示し父に挑戦
父　：うーん，まぁ。（苦笑い）	枠組みの差を認める非言語的メッセージ
長女：（苦笑いしながら）ずっとこればっかりなんですよ。	

■症例２：83歳女性

　83歳の女性患者さん。一人で生活しており，隣県に長男夫婦が住んでいた。半月ほど前から全身倦怠感が強くなり食欲もなくなり，両下肢のむくみも出現した。長男が久しぶりに本人のところへ来た時に気づき，本人を何とか説得して病院に連れてきた。精査のために入院となり，研修医が担当することになった。肝臓は右葉が萎縮し肝硬変の状態で，多発性の腫瘍を認めた。腹水も溜まっており肝がんの末期であった。

　この長男夫婦と患者さんの弟，妹に対し，研修医が説明することとなった。

研修医	：こんにちは。○○科の△△と申します。	オーソドックスな挨拶で様子を見る
長男	：お世話になってます。	家族を代表しての挨拶
研修医	：今日は，ひととおり検査をして結果が出ましたのでお伝えしたいと思います。	検査結果を説明するという話題を提示
長男	：よろしくお願いします。	
研修医	：（腹部CTの画像を指して）ここが肝臓ですが，肝臓は萎縮して肝硬変の状態です。肝臓の中にはたくさんの影があって，がんが肝臓の中をうめつくしている状態です。おまけに腹水もかなり溜まっています。	医学的なコンテクストでの説明
長男	：だいぶ悪いんでしょうか？	結果について心配が大きいことを表明
研修医	：がんの末期状態と考えていいと思います。	医学的コンテクストで病状が悪いことを説明
弟	：手術とかでよくなるんでしょうか。	研修医に対し，やや挑戦的なニュアンスで質問
研修医	：いや，もう手術はできない状態です。	相手の枠組みを否定
妹	：じゃあ，抗がん剤とかの治療になるんですか？	別の治療選択の可能性を質問
研修医	：抗がん剤の治療もできないくらい進行しています。	妹の質問に対し否定的な回答

長男	：じゃあ，もう治療も何もできないということですか？	やや挑戦的なニュアンスでの質問
研修医	：そういうことになります。	長男への返答。やや対立的なニュアンス
長男	：家族としてはできるだけのことをしてほしいのですが。	研修医に対しやんわり反発
研修医	：とは言っても，もう治療もできないくらい進行してしまってますからどうしようもありません。	医学的見地から長男の質問へ回答。対立的となるにも関わらず，医学的立場は崩さない
長男	：でも，できるだけのことをしてほしいんです。	研修医が態度を変えないことでさらに反発
研修医	：抗がん剤なんかを使っても，逆に寿命を縮めてしまうだけですよ。	あくまで医学的見地からの回答だが，長男の「できるだけのこと」を医学的治療と勝手に解釈
長男	：それでもできるだけのことをしてあげたいと思ってるんです。	さらに反発し，確固たる立場であることを強調
研修医	：うーん（困った感じになる）。分かりました。ほかのドクターとも相談します。	長男が要望をゆずらないため，いったん面接を終了とする

後日，研修医，指導医が家族と話をすることとなった。

指導医	：どうも○○科の◇◇と申します。先日△△先生から説明があったかと思いますが，今日は今後のことについて，ご家族の方とお話ができたらと思ってます。	研修医の説明に家族が反発していることを前提に「今後のこと」に焦点をあてることを宣言
長男	：このまえは，もうどうしようもないと聞きましたが。	前回での説明を話題に出す
弟	：うん，もう何にもできんと説明を受けた。	長男の話題設定に追従

155

指導医	：ご家族から，できるだけのことはしてほしいとの要望があったと聞きましたので。	前回の話題を受けて，家族の希望に焦点を向ける
妹	：でも何にもできないんでしょう？	指導医の話題設定に対する反発。前回の研修医の発言を受けて対立的ニュアンス
研修医	：（困った感じで）まぁ，そうなんですが。	妹の反発に困惑
長男	：でも，家族の要望としてはできる限りのことはしてほしいんです。	前回からの家族の主張を表明
指導医	：分かりました。どういうふうに，どこまでできるかは分かりませんが，われわれのできる範囲で，できることは精一杯やりたいと思います。	長男の枠組みにそった回答「できる範囲」という制限で，現実的対応ができるように伏線
長男	：よろしくお願いします。私たちもそう言ってほしかったんです。	指導医が長男の枠組みに沿った回答をしたことを好意的に受けとめる
指導医	：ご家族としては，どういうふうになったらいいなと，無理なことでもかまいませんから，もう本当にどんなことでも構いませんので，どういう形になったら一番いいとお考えですか。	家族の要望について明確化するよう促す。できるだけ話が広がるよう制限を設定しないことを表明
弟	：そりゃあもちろん。また完全にがんが消えてよくなってくれたら一番いいけど。	非現実的な要望
妹	：それはでも無理でしょ。	弟の意見に反発
指導医	：そういうことでもいいので続けてください。○○（長男）さんはどうお考えですか？	非現実的でかまわないことを表明することで自由に話す許可を与える
長男	：私も，また元気に過ごせるようになって退院できたらとは思うんですけど。	制限がないということを受けて，とりあえずの回答
指導医	：なるほど，やはりみなさん当然病気から回復して元気になってほしいというのが一番ですよね。	非現実的な回答ではあるが否定せず受け入れる姿勢を見せることで話が広がることを期待

	ここで，病気の回復が難しい場合，どうなってほしいとかありますか？　たとえば，できればできるだけ入院のほうが安心とか。	現実的設定での意見を言うよう制限するが，具体例を出して話を促す
妹 ：	入院してたほうが私たちは安心だけどねぇ。	指導医の具体例に追従
弟 ：	でも本人は帰りたいんじゃないか？	家族から本人へ立場を変えた意見
長男：	痛みとか出てこないんですか？	本人の立場を考えた質問
指導医：	痛みが出てくる人もいれば出てこない人もいますが，がんで痛みが出た場合，特にひどい痛みになることがあります。ほかにも痛み以外で，体がきつかったり，息苦しくなったりなどいろいろな症状が出てくる可能性があります。私たちはできるだけの治療で，対処していきたいと思っています。	医学的な症状を伝えながら将来的に本人に起こりうる症状や変化を示唆。長男の「できるだけ」という言葉を積極的に使用する
長男：	よろしくお願いします。	指導医の提案の受け入れ
指導医：	むしろこれからの治療としては，そうした症状に対していかに苦痛をなくしていくかというところが重要になってくると思います。なるべく苦痛を100％ではないにしても少なくして過ごせるようにできたらと思っています。どうでしょうか？	あらためて，今後の方針を明確化し，ほかの家族の反発がないか様子を見る
妹 ：	うん。そうですね。	指導医の枠組みに同意

■症例3：72歳男性

　72歳の男性患者さん。一人で生活しており，近くに長女が住んでいた。以前から検診で糖尿病と高血圧を指摘されていたが，まったく病院にかからず無治療だった。ある日，風邪をひいたということで長女が父である患者さんを受診させるために連れてきた。風邪は軽い咽頭痛と咳があるだけで発熱もなく，食欲不振もないため総合感冒薬を処方した。その時長女から，高血圧と糖尿病もあり心配だから診てほしいという要望があった。

Dr　：こんにちは。（問診表を見ながら）風邪をひかれたみたいですか？	事前に問診をとっているので単刀直入に質問
長女：どうもこんにちは。そうなんです。まぁたいしたことはないみたいなんですけど，ひどくなる前に病院に行っておいたほうがいいと思って。	患者に代わり質問に回答。長女の「たいしたことない」という意見と病院に連れてきたという行動にやや矛盾を感じる
Dr　：（長女に向かって）どういう具合ですか？	長女へ問題の詳細を話すよう促す
長女：（患者に向かって）どういう具合かってよ。	父に質問へ回答するよう促す
父　：ん〜。あんまりたいしたことないんだけど。	父の枠組みを表明
長女：のどが痛いって言っていたじゃない。	長女，父の代わりに回答
父　：うん。まぁ。そうね。	長女の代弁を肯定
Dr　：ほかには何か症状はありますか？	問題の詳細を質問
父　：いや，それくらいです。	すべての問題を表明したことを宣言
Dr　：咳とか出てます？	クローズドクエスチョンで診断に必要な情報を探る
長女：それは大丈夫みたいです。	質問に対する回答
Dr　：食事とかは入ってらっしゃいます？	重症度を推測するための質問
長女：それも大丈夫みたいです。	質問に対する回答

Dr ：（長女に向かって）ほかに具合の悪いところはあります？	今までの質問に長女が答えたことで，長女が自由に意見を言えるよう場を設定
長女：それくらいみたいですね。	長女，話題を広げず
Dr ：そしたら，今から診察してみますね。	長女が話題を広げないことを受けて，医学的診療に戻る

（患者さんを診察後）

Dr ：たしかに，のどからの風邪みたいですので風邪薬を出しておきますね。	医学的コンテクストでの説明
長女：あの，あとそれからもともと高血圧と糖尿病って言われてるんですけど，それは大丈夫ですか？	新たな話題を表明
Dr ：えっ？ 糖尿病と高血圧はどちらかで診てもらっているんですか？	新たな話題に対し情報収集のための質問
長女：いいえ。それがなかなか病院にいこうとしないんですよ。	父との意見の対立を表明
Dr ：じゃあ，今はどちらの病院にもかかられたり治療されたりしてないということですか？	病院に行こうとしない＝病院にかかっていない，ということを確認
長女：そうなんです。だから本当に困ってるんです。	おそらく真の受診目的
Dr ：じゃあ今日はどうにか説得してやっと病院に来てもらったという感じですか？	長女の心情を想像しながら語られていないことにも共感
長女：はい。今日は絶対病院に行くよって昨日から泊りこんでずっと言ってたんです。	医者の共感に対し話を広げる
Dr ：それは大変でしたね。	医者の予想（長女が，どうにか父を説得し病院に来てもらったという仮説）に長女が反発しなかったことを確認し，再び共感コメント

	（患者さんに向かって）娘さん，こんなに心配してらっしゃるけど。	父と長女との対立の程度を調べるための質問
父	：う〜ん。そうですね。	長女との対立が大きくないことを示唆
Dr	：（患者さんに向かって）病院に来ることにはまだ乗り気じゃないですね。	父の枠組みを予想しコメント
	（長女に向かって）じゃあ次回，また連れてこれそうですか？	長女の行動を肯定する指示。長女を父受診のための有用なリソースと設定
長女	：（笑いながら）また連れてきます。	医者の意見に肯定的回答
Dr	：じゃあ，今日血液検査をしますから，お手数ですがまた一緒に結果を聞きに来てください。	長女の今後の苦労をねぎらい長女の行動を促進
長女	：はい。	

あとがき

　今，この本を手にとっていただいている方々，ありがとうございます。家族と面接することに，少しでも関心を持っていただけたらありがたいと思います。

　家族とのコミュニケーションの入門書として，できるだけ分かりやすくということを意識して書いたつもりです。本文中にもありますが，この本の元ネタとなっているのは，カウンセリングの分野でのいわゆる「家族療法」と呼ばれるものや，日本独自で発展した「システムズアプローチ」と呼ばれるものです。しかし家族療法やシステムズアプローチと言っても，今まで聞いたこともないという方がほとんどだと思います。ただしこれらの治療法の中にもいろいろなやり方があるようで，その中から自分ができそうなものを（認識論を含め）取り入れた結果がこの本です。

　コミュニケーション技法を身につける上で大いなる認識の転換が必要でした。しかし，この認識の転換がくせもので，私たちの普段の思考過程というものからはかけ離れた視点で世界を見なければなりませんでした。本書で分かりにくい，理解しにくいという印象を持たれたとすれば，大半はこの部分だと思います。たとえば「相手のメッセージを，自分と相手との相互作用の結果として見る」と言ったとしても，やはり相手のメッセージは相手の人柄やパーソナリティの結果から出るものと考えてしまうのが自然です。「自分がこう言ったら相手はどう反応するだろうか？」「相手からこういう反応を引き出すためには自分はどうアプローチをしたらよいだろうか？」と日々，私自身も考え込んでおり，格闘しております。なかなかそうは簡単に身につくようなものではないようです。

　コミュニケーションについて勉強してから自分の中で変わったのは，困った相手や苦手とする相手に対して，今までは「いかに相手に負けないようにする

か」という，相手との戦いでした。しかし現在では「いかに相手に否定的な感情を持たないようにするか」という，自分との戦いとなりました。これも，言うほどにはなかなかうまくはいかないのですが……

というわけで，中にはえらそうなことを書いていたり，説明がうまくいっておらず，分かりにくいところもあるかと思いますが，ご了承ください。そして，この本で書いていることは決して本気でそれが正しいと主張しているわけではありません。あくまで1つの考え方として読みすすめていただけたらと思います。

この本で数々の認識論や技法などを紹介しています。繰り返しになりますが，決してこれらが「正しい」方法というわけではありません。100人医者がいれば，100通りの家族とのコミュニケーションの方法があってもよいわけです。むしろ，この本で紹介している方法に縛られてしまうのは百害あって一利なしです。この本をたたき台にして，ぜひ自分のスタイルを築いてください。

もうひとつ，ある程度の臨床経験を積んでおられて，自分のスタイルが確立されている方々にはこの本は不要だと考えています。私から見ると，15年から20年以上の臨床経験を積んである方々は，この本に書いてある方法よりもはるかにうまくコミュニケーションをとっている場合がほとんどだからです。

そういうことで，この本はコミュニケーションが「苦手」レベルから「普通」レベルにもっていくことはできても，「普通」レベルからそれ以上のレベルへ上げるものではありません。あくまで，入門書であります。

症例編で取り扱った例は架空のものですが，経験をもとにして実際の症例を改変したり，いくつかの症例を組み合わせたりしてストーリーをつくりました。一部，冗長な説明となっているところがありますがご了承ください。日常の臨床現場で起こりそうな，そして割とやっかいな状況を想定したものが多くなってしまいましたが，これは，私自身が解決したいと思った状況であり，コミュニケーションについて勉強しようと思った動機そのものなので自然とそうなってしまいました。

もしもこの本の内容に興味を持っていただき，大いに賛同していただいた，

あとがき

もしくは実践して少しずつ役立てているという方が現れてくれたら幸いです。しかし、そういった方々には特に注意していただきたいことがあります。それは、繰り返しになりますが、この本の内容が真実である、正しいと思わないでいただきたいということです。ついついこれが真実だと思ってしまうと、同僚のコミュニケーションの取り方を批難したり、無理に周囲を教育しようとしたり、認識論を理解してもらえないと悲観的になったりするものです。

　医療はチームでおこなうものですから、自分のコミュニケーション能力だけを考えていては片手落ちとなってしまいます。これは、本文中にも書きましたが自分自身が患者さんや家族に対してどのようにコミュニケーションをとっているかだけではなく、ほかのチームメンバーも、どのように患者さんとコミュニケーションをとっているかというところにまで気を配らなければなりません。しかし、チームのメンバーについて、自分の思っているように動いてくれない、もしくは自分が思っているように患者さんとコミュニケーションをとってくれないことで批難するのは言語道断です。むしろ、システム全体を見ることでほかのメンバーから助けてもらっていることを実感すべきです。もしかすると、これは私も含めてですが、こうしている今現在も周囲のスタッフが医者の失敗をうまくフォローしているかもしれません。

　ここでも、えらそうなことを書いてしまいましたが私も特に初学者のころは、ほかのスタッフが自分の思っているように動いてくれないことで、イライラしたりということがありました。持論で周囲のスタッフを批難したり、無理に教育しようとするのは、相手の枠組みを尊重してないどころか、自分の枠組みを押しつけているということですから、これはジョイニングという視点からは間違いとなります。

　真実は患者さんをはじめ、相手の側にあります。もしもこちらのコミュニケーションのとり方に未熟な部分があれば、苦情や不安の訴えとして私たちにフィードバックしてくれます（ということを肝に銘じているつもりです）。

　最後に、コミュニケーションの分野での私の心の師である（こちらが一方的に思っているのですが）システムズアプローチ研究所／コミュニケーションケ

アセンターの吉川悟先生，唐津尚子先生，岡裕子先生に感謝いたします。夏期のセミナーの内容が，今の私の基礎となっております。何の実績も知名度もない私の出版企画を取り上げてくださった，金剛出版の寛大さに，そして金剛出版編集部の中山真実氏には心からお礼申し上げます。こうして本書を世に出すことができたのは何より中山氏のおかげです。

2010 年 1 月 18 日
市山　康暢

文　　献

1 ）Anderson H. : Conversation, Language, and Possibilities: A postmodern approach to therapy. BasicBooks, New York, 1997.（野村直樹・青木義子・吉川　悟訳：会話・言語・そして可能性——コラボレイティヴとは？　セラピーとは？　金剛出版，2001）
2 ）Gregory B. : Steps to an Ecology of Mind. Brockman, Inc., 1972.（佐藤良明訳：精神の生態学　改訂第2版．新思索社，2000）
3 ）Gregory B. : Mind and Nature: A necessary unity. Brockman, Inc., 1979.（佐藤良明訳：精神と自然——生きた世界の認識論　改訂版．新思索社，2001）
4 ）Gergen K. J. : An Invitation to Social Construction. Sage, London, 1999.（東村知子訳：あなたへの社会構成主義．ナカニシヤ出版，2004）
5 ）東　豊：セラピスト入門——システムズアプローチへの招待．日本評論社，1993．
6 ）東　豊：セラピストの技法．日本評論社，1997．
7 ）東　豊：心理療法と私の癖．こころの科学，101; 83-90, 2002．
8 ）Hoffman L. : Foundations of Family Therapy: A conceptual framework for systems change. Basic Books, New York, 1981.（亀口憲治訳：家族療法の基礎理論——創始者と主要なアプローチ　改題新装版．朝日出版社，2006）
9 ）井上清成編著：よくわかる病院のトラブル法的対応のコツ．毎日コミュニケーションズ，2008．
10）Haley J. : Strategies of Psychotherapy. Grune & Stratton, New York, 1963.（高石　昇訳：精神医学選書第1巻　戦略的心理療法——ミルトン・エリクソン心理療法のエッセンス．黎明書房，2001）
11）黒田章史・下坂幸三：常識的家族療法——治療の中で家族の力をどう生かすか．精神科臨床サービス，4(2); 155-160, 2004．

12) 牧原　浩監修, 東　豊編：家族療法のヒント. 金剛出版, 2006.
13) Fisch R., Weakland J. H. & Segal L. : The Tactics of Change: Doing therapy briefly. Jossey-Bass, San Francisco, 1983.（鈴木浩二・鈴木和子監修, 渋沢田鶴子他訳：変化の技法──MRI短期集中療法. 金剛出版, 1986）
14) 坂本真佐哉・東　豊：治療的コミュニケーションからみた叱り. こころの科学, 142; 79-83, 2008.
15) 下坂幸三・秋谷たつ子編：家族療法ケース研究1　摂食障害. 金剛出版, 1988.
16) 下坂幸三著, 中村伸一・黒田章史編：心理療法のひろがり. 金剛出版, 2007.
17) 竹内　薫：99.9％は仮説──思い込みで判断しないための考え方. 光文社新書, 2006.
18) 内田　樹：寝ながら学べる構造主義. 文藝春秋, 2002.
19) Watzlawick P., Bavelas, J. B. & Jackson D. D. : Pragmatics of Human Communication: A study of interactional patterns, pathologies, and paradoxes. Norton, New York, 1967.（山本和郎監訳, 尾川丈一訳：人間コミュニュケーションの語用論──相互作用パターン, 病理とパラドックスの研究. 二瓶社, 1998）
20) 吉川　悟：家族療法──システムズアプローチの〈ものの見方〉. ミネルヴァ書房, 1993.
21) 吉川　悟：セラピーをスリムにする！　ブリーフセラピー入門. 金剛出版, 2004.
22) 吉川　悟：システム論からみた学校臨床. 金剛出版, 1999.
23) 吉川　悟・東　豊：システムズアプローチによる家族療法のすすめ方. ミネルヴァ書房, 2001.
24) 吉川　悟・高橋規子：ナラティヴ・セラピー入門. 金剛出版, 2001.

著者略歴

市山　康暢（いちやま　やすのぶ）

1972 年　　　長崎県生まれ
1997 年 3 月　佐賀医科大学（現　佐賀大学）医学部医学科卒業
1997 年 4 月　　同　　総合診療部
2005 年　　　佐賀リハビリテーション病院

研修医，プライマリ・ケア医のための　**家族面接入門**

2010 年 5 月 25 日　印刷
2010 年 6 月 5 日　発行

著　者　市山　康暢

発行者　立石　正信
発行所　株式会社　**金剛出版**
　　　〒112-0005　東京都文京区水道 1 - 5 - 16
　　　電話 03-3815-6661　振替 00120-6-34848
印刷　新津印刷　　製本　新津印刷
ISBN 978-4-7724-1135-6 C3047　　Printed in Japan ©2010

家族療法のヒント
牧原浩監修　東豊編　わが国の家族療法の草分け的存在である監修者を筆頭に，気鋭の臨床家が家族療法の諸技法を整理し，かんどころを伝える。　3,150円

セラピーをスリムにする！
吉川悟著　現場主義の著者自らの臨床経験をもとに，効率的で効果的な心理臨床・対人援助法を解説したクリニカル・テキストブック。　2,940円

「うつ」からの回復：新しい心理社会療法
黒川昭登著　「うつ」の治療には心の持ち方だけでなく，状況の改善が必要である。心理と社会状況は不可分との立場から「うつ」の治療法を提唱する。　2,730円

統合失調症と家族
モナ・ワソー著　高橋祥友監修　柳沢圭子訳　あなたの大切な人や家族が，精神の病になったら？本書には，当事者や家族と治療者のための対応と援助のヒントが数多く紹介されています。　2,940円

ナラティヴ・エクスポージャー・セラピー
森茂起監訳　明石加代・牧田潔・森年恵訳　外傷性ストレス障害の短期療法として考案されたNETを，PTSDの基本知識とともに解説する初のNETマニュアル本。　2,940円

グループホームの人生模様
川上正夫著　グループホーム（認知症対応型共同生活介護）の説明から認知症の当事者のエピソードまでを，ストーリー仕立てで紹介する一冊。　3,150円

心理療法のひろがり
下坂幸三著　中村伸一・黒田章史編　著者の臨床面接の様子がつまびらかにされ，長年の経験から生まれてきた「作法」の真髄に触れることができる。　4,410円

システム論からみた学校臨床
吉川悟編　問題を構造的に捉えるシステム論を「学校」における臨床場面で実践する！システム論的アプローチから書かれた学校関係者必携の書。　3,780円

治療者のための 女性のうつ病ガイドブック
上島国利監修　平島奈津子編著　女性特有の症状，経過，治療について詳述し，また合併症や社会的な状況など全方位的な視点から捉えた本格的な臨床ガイドブック。　5,040円

統合的心理援助への道
村瀬嘉代子編著　村瀬嘉代子と田中康雄，村山正治，中井久夫，滝川一廣，青木省三，新保幸洋による，援助する「人」のあるべき姿についての対談集。　2,520円

アルコール・薬物依存臨床ガイド
P.エンメルカンプ，E.ヴェーデル著　小林桜児・松本俊彦訳　依存症患者を治療へといかに動機づけ，治療につなぎとめていくか，というエビデンスに裏打ちされた方法論が数多く提示されたガイドブック。　5,040円

精神科医のための解決構築アプローチ
藤岡耕太郎著　診察，カンファレンス，トレーニングと多忙をきわめる精神科臨床を効率的で人間的なものに変える，解決構築アプローチ導入の手引き。　2,940円

臨床心理学
最新の情報と臨床に直結した論文が満載
B5判160頁／年6回（隔月奇数月）発行／定価1,680円／年間購読料10,080円（送料小社負担）

精神療法
わが国唯一の総合的精神療法研究誌
B5判140頁／年6回（隔月偶数月）発行／定価1,890円／年間購読料11,340円（送料小社負担）

価格は消費税込み（5％）です